Bio-mathematics

Managing Editors: K. Krickeberg, S. A. Levin

Forthcoming Volumes

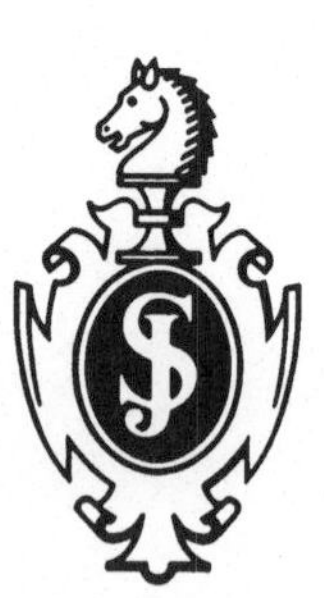

Springer-Verlag
Berlin
Heidelberg
New York

Volume 8
A. T. Winfree

The Geometry of Biological Time

1979. Approx. 290 figures. Approx. 580 pages
ISBN 3-540-09373-7

The widespread apperance of periodic patterns
in nature reveals that many living organisms are
communities of biological clocks. This land-
mark text investigates, and explains in mathematical terms, periodic processes in living
systems and in their non-living analogues. Its
lively presentation (including many drawings),
timely perspective and unique bibliography will
make it rewarding reading for students and re-
searchers in many disciplines.

Volume 9
W. J. Ewens

Mathematical Population Genetics

1979. 4 figures, 17 tables. Approx. 330 pages
ISBN 3-540-09577-2

This graduate level monograph considers the
mathematical theory of population genetics,
emphasizing aspects relevant to evolutionary
studies. It contains a definitive and comprehensive discussion of relevant areas with references
to the essential literature. The sound presentation and excellent exposition make this book a
standard for population geneticists interested in
the mathematical foundations of their subject
as well as for mathematicians involved with
genetic evolutionary processes.

Volume 10
A. Okubo

Diffusion and Ecological Problems: Mathematical Models

1979. Approx. 114 figures. Approx. 300 pages
ISBN 3-540-09620-5

This is the first comprehensive book on mathematical models of diffusion in an ecological
context. Directed towards applied mathematicians, physicists and biologists, it gives a
sound, biologically oriented treatment of the
mathematics and physics of diffusion.

Medizinische Informatik und Statistik

Herausgeber: S. Koller, P. L. Reichertz und K. Überla

24

Gerhard K. Wolf

Klinische Forschung mittels verteilungsunabhängiger Methoden

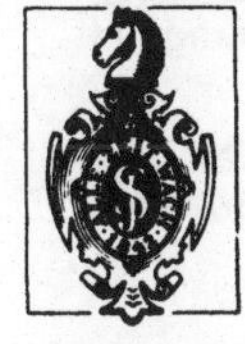

Springer-Verlag
Berlin Heidelberg GmbH 1980

Reihenherausgeber

S. Koller, P. L. Reichertz, K. Überla

Mitherausgeber

J. Anderson, G. Goos, F. Gremy, H.-J. Jesdinsky, H.-J. Lange,
B. Schneider, G. Segmüller, G. Wagner

Autor

Gerhard K. Wolf
Inst. f. med. Dokumentation,
Statistik und Datenverarbeitung
der Universität
Im Neuenheimer Feld 325
6900 Heidelberg

ISBN 978-3-540-10268-7

CIP-Kurztitelaufnahme der Deutschen Bibliothek
Wolf, Gerhard K.:
Klinische Forschung mittels verteilungsunabhängiger Methoden / Gerhard K. Wolf.

(Medizinische Informatik und Statistik; 24)
ISBN 978-3-540-10268-7   ISBN 978-3-662-12155-9 (eBook)
DOI 10.1007/978-3-662-12155-9

0.   Vorwort

Die vorliegende Arbeit behandelt Probleme bei der Planung, Durchführung und Auswertung kontrollierter therapeutischer Versuche, deren
Lösung mit klassischen statistischen Methoden nicht möglich ist. Die
Darstellung von Lösungsmöglichkeiten war Thema meiner Habilitationsschrift (1978), die zu dieser Arbeit die Grundlage bildet. Sie wendet
sich an den klinischen Forscher, dem gewisse statistische Grundsätze
bekannt sind, wie auch an den Mathematiker, der statistische Methoden für die klinische Forschung anwenden und weiterentwickeln will.

Die genannten Probleme beziehen sich nicht auf die Einhaltung gewis-
ser Grundsätze. Diese Grundsätze sind die Voraussetzung aller stati-
stischer Methoden und beziehen sich auf die Gewinnung geeigneter
Stichproben. Die entsprechenden Methoden sind z.B. das Bilden von
Vergleichsgruppen, das Wiederholen, das zufällige Zuteilen. Zu diesen
Problemen seien als einführende Arbeiten IMMICH (1969,1973,1974) und
ÜBERLA (1975) empfohlen. Zu beachten ist außerdem der Bericht der
WHO (1974). Meine eigenen Vorstellungen dazu sind in das Memorandum
zur Planung und Durchführung kontrollierter klinischer Therapiestu-
dien" (1978) eingeflossen.

Dagegen entstehen Schwierigkeiten bei der Anwendung klassischer statistischer Methoden, deren Voraussetzungen meist nicht erfüllt sind,
für die aber in der Praxis häufig keine brauchbaren Ersatzmethoden,
die ohne diese Voraussetzungen auskommen, zur Verfügung stehen. Diese
klassischen statistischen Methoden setzen die Gültigkeit des sogenannten allgemeinen linearen Modells voraus und implizieren den Vergleich von Mittelwerten. Will man diese Methoden in der Medizin anwenden, so muß man davon ausgehen, daß die entsprechenden Voraussetzungen in der medizinischen Anwendung sinnvoll sind. Sicherlich gibt
es Situationen, in denen diese Voraussetzungen in ausreichendem Maße
erfüllt sind. Die meisten Annahmen erweisen sich aber doch als recht
künstlich. Im einzelnen handelt es sich dabei darum, daß ein Verfahren, das geprüft werden soll, die Form einer Verteilung einschließ-
lich ihrer Varianz nicht verändern darf. Außerdem ist als Normalfall
vorausgesetzt, daß Wirkungen von Prüfverfahren unabhängig von den
sonstigen medizinischen Bedingungen sind. Hieran kann man zumindest
zweifeln (IMMICH und SONNEMANN, 1974).

Besser geeignete statistische Methoden müssen die Eigenschaften
medizinischer Daten berücksichtigen. Diese Eigenschaften sind der
Gegenstand des ersten Kapitels. Dabei wird auch diskutiert, wie man
aus verschiedenen zur Wahl stehenden Zielgrößen zu einer Auswahl

kommen kann. Im nächsten Kapitel folgt die Darstellung der verteilungsfreien Methoden als universelle Lösung der durch die Zielgrößen
aufgegebenen Probleme und der entsprechenden Fragestellungen. Die
drei folgenden Kapitel dienen der Schließung dreier offensichtlicher
Lücken im Spektrum der verteilungsfreien Methoden. Diese Kapitel
beschäftigen sich mit Planung und Auswertung mit allen dazugehörigen
Teilproblemen, die sich folgendermaßen aufgliedern lassen:

Sachliche Probleme bestehen und bedürfen zu ihrer Lösung eines *mathematischen Modells*. Ein *Algorithmus* gibt an, wie die Modellparameter
bestimmt werden können. Falls der Rechenaufwand dabei groß ist, wird
man die Aufstellung eines *EDV-Programms* anstreben. Dieses Programm
wird je nach Typ der EDV-Anlage in unterschiedlichen *Maschinen-Pro-
grammen* durch Hilfsprogramme, z.B. Compiler, realisiert.

Man muß sich immer vor Augen halten, daß von Stufe zu Stufe neue
Schwierigkeiten und Fehler auftreten. Unter diesen Fehlern hat man
sich weder Irrtümer des ausführenden Menschen noch technische Defek-
te einer Maschine vorzustellen. Das bedeutet, wer eine Formel in
einem EDV-Programm irrtümlich falsch realisiert, der erhält ver-
fälschte Ergebnisse, die nicht nur einen Fehler im angegebenen Sinne
enthalten. Die Entstehung von Fehlern liegt vielmehr in der Natur
der Sache: Das mathematische Modell beschreibt die Wirklichkeit nur
in unvollkommener Weise und kann Sachverhalte voraussetzen, die für
die Analyse einfacher sind. Der Algorithmus liefert unter Umständen
das Resultat der Anwendung einer mathematischen Funktion durch Anwendung einer Ersatzfunktion, deren Ergebnis einen verschwindend kleinen Fehler nicht überschreiten sollte. Die EDV-Anlage schließlich
führt die eigentlichen Rechenschritte in einer *Pseudoarithmetik* -
so der Fachausdruck - durch, die das Ergebnis bei unzureichender Berücksichtigung dieser Eigenschaften mit einem zu großen Fehler be-
lasten würde.

Fehler sind demnach unvermeidlich. Die Frage ist nur, ob sie vernach-
lässigbar klein sind. Sie sind dann zu ertragen, wenn aus dem Ergebnis der letzten Stufe, dem Maschinenergebnis, eine Aussage zum Sach-
problem gewonnen werden kann.

Die in dieser Arbeit vorgestellten mathematischen Modelle sind nicht
völlig neu. Sie mußten zum Teil allerdings ergänzt werden. Noch wich-
tiger ist mir aber die Diskussion des Verhältnisses vom Modell zur
sachlichen medizinisch-ärztlichen Problemlage. Besonders beleuchtet
wurde das Verhalten der Modelle bei verschiedenen, in der Medizin

häufiger vorkommenden Verteilungsvoraussetzungen. Algorithmen mußten
in jedem Fall neu entwickelt werden und wurden dann in entsprechende
EDV-Programme umgesetzt.
faßt.

Somit ist das Ziel der Arbeit, neue, besser angepaßte Methoden zur
Planung und Auswertung kontrollierter klinischer Studien zu entwickeln. Dagegen ist es nicht Ziel dieser Arbeit, Hinweise zur speziellen Methodologie der Prüfung bestimmter Substanzgruppen etc. zu
geben. Hierzu gibt es z.B. von der WHO Berichte der "European Sympo-
sia on Clinical Pharmacological Evaluation in Drug Control" von 1972,
1973, 1974, 1975 und 1976 (zit. nach European J.Clin.Pharmacol. $\underline{11}$,
395-403 (1977)).

Auch Fragen der ethischen Zulässigkeit kontrollierter therapeutischer Versuche werden im Folgenden ausgeklammert. Allerdings ist es
meine Überzeugung, daß es unethisch sein kann, einem kontrollierten
therapeutischen Versuch aus dem Wege zu gehen. Das ist dann der Fall,
wenn mehrere konkurrierende Therapiemethoden entwickelt sind, von
denen noch nicht bekannt ist, welche Methode überlegen ist. Eine
paradoxe Formulierung gibt den Sachverhalt wieder: Es ist unethisch,
dann keinen kontrollierten therapeutischen Versuch zu machen, wenn
keine ethischen Einwände dagegen bestehen.

Danken möchte ich Herrn Prof. Dr. H. Immich, der das Entstehen
dieser Arbeit förderte und dabei mit Anregung und Kritik nicht sparte.
Frau S. Dellmeier danke ich für Unterstützung bei den EDV-Arbeiten.
Für die Schreibarbeiten danke ich Frau A. Oloff und Frau H. Wunsch.
Besonderen Dank schulde ich meiner Frau, die beim Korrekturlesen
auch so manchen Bruch in der Argumentationskette aufdeckte und beseitigen half.

<u>Inhaltsübersicht</u>

1. Eigenschaften der Daten in kontrollierten therapeutischen Versuchen

1.1 Einleitung

Ziel kontrollierter therapeutischer Studien ist es, Methoden zu finden, durch die das Leiden von Patienten in irgend einem Sinne günstig beeinflußt wird. Der Patient ist Träger von *Merkmalen*, die beobachtet werden können. Jedes Merkmal, das im Rahmen einer kontrollierten therapeutischen Studie erfaßt wird, muß in geeigneter Form als *Datum* für die spätere Auswertung festgehalten werden. Die Gewinnung von Daten zur Beschreibung von Merkmalen können wir im weitesten Sinne als *messen* bezeichnen. Das Anwendungsgebiet dieses erweiterten Meßbegriffs reicht also von Feststellungen, wie: ein subjektives Merkmal sei "vorhanden" oder "nicht vorhanden", wobei wir abkürzend für "nicht vorhanden" O und für "vorhanden" 1 schreiben können, bis zu physikalischen Meßvorgängen, wie z.B. dem Festhalten eines Gewichtes.

Die *Eigenschaften medizinischer Daten* müssen in Versuchsplanung und Auswertung berücksichtigt werden. Wie sich zeigt, hängt nämlich von diesen Eigenschaften nicht nur die Auswahl der statistischen Verfahren ab. Vielmehr ist auch die Interpretation der Ergebnisse einer Studie auf Aussagen eingeschränkt, die bei den gegebenen Dateneigenschaften zulässig sind.

Überkommene Einteilungen der Eigenschaften von Daten sind die in *harte* und *weiche, qualitative* und *quantitative, diskrete* und *stetige* Daten. Diese Einteilungen sind zwar wichtig, sie reichen aber für die Praxis nicht aus.

Statt dessen sollen im folgenden weitergehende Einteilungen verwendet werden, die die genannten älteren Begriffe mit umfassen. Das sind Einteilungen anhand des Meßvorganges, die über das sogenannte Skalenniveau der Daten entscheiden, anhand statistischer Merkmale, wie die der Verteilungsform, sowie anhand mehr medizinischer Gesichtspunkte, wie die der Direktheit der Messung. Diese Begriffssysteme sollen die für Versuchsplanung und Auswertung kontrollierter therapeutischer Studien notwendigen und ausreichenden Festlegungen der Grundvoraussetzungen möglich machen.

1.2   Meßstruktur und Skalenniveau

Klassische statistische Methoden, wie z.B. die Varianzanalyse, setzen voraus, daß die Daten empirische Sachverhalte beschreiben, bei denen die Berechnung des arithmetischen Mittels, um ein Beispiel zu nennen, sinnvoll ist. Das bedeutet, daß die Addition eines bestimmten Wertes zu einer gleichbedeutenden Veränderung führt, wenn ein niedriger oder ein hoher Beobachtungswert als Ausgangspunkt genommen wird. Dann stammen die Daten aus einer Messung, die anhand einer sogenannten metrischen Skala vorgenommen worden ist. Hiervon sind Daten zu unterscheiden, die nur anhand einer topologischen Skala bestimmt wurden und bei denen Addition und Subtraktion keine empirische Realität beschreiben. Das Gegensatzpaar *metrisch* und *topologisch* geht auf CARNAP (1926) zurück und wurde von PFANZAGL (1959) wieder aufgegriffen.

1.2.1   Beispiel

Was ist aber nun eine topologische Skala? Die klassische Erläuterung anhand eines medizinischen Beispiels geht auf PFANZAGL (1959) zurück: Danach ist die Blutkörperchensenkungsgeschwindigkeit eine Messung, die nur anhand einer topologischen Skala vorgenommen wird. Zu diesem Schluß führt eine längere Überlegung:

Der Ablesezeitpunkt für die Höhe der Blutkörperchensenkung ist willkürlich und nur durch Konvention festgelegt. Beliebige andere Zeitpunkte hätten ebenfalls gewählt werden können. Man könnte nach unterschiedlichsten Zeiten ablesen und die Werte verschiedener Patienten vergleichen. Dann zeigt sich, daß die Ergebnisse verschiedener Ablesezeiten nicht zueinander proportional sind. Auch eine lineare Beziehung der allgemeineren Art, daß eine additive Konstante zur Proportionalstreckung oder -stauchung hinzukäme, besteht nicht. Es ist lediglich so, daß im allgemeinen eine Blutprobe, die höhere Werte als eine Vergleichsprobe ergibt, auch zu einem anderen Zeitpunkt eine relativ höhere Senkung als die Vergleichsprobe aufweist. Die relative Einordnung der Werte eines Patienten innerhalb eines Patientengutes bleibt also - vernünftige Wahl des Ablesezeitpunktes vorausgesetzt - in etwa erhalten, obwohl die Werte nach verschiedenen Ablesezeiten nicht proportional sind. Erhalten bleibt eine Ordnungsrelation.

Ändern sich die Werte eines Patienten in einem Behandlungszeitraum, so ist es demnach nicht sinnvoll, und es wird auch von niemand in dieser Form gehandhabt, daß man angibt, um wieviele Millimeter die Senkung verändert sei, ohne den Ausgangswert dieser Veränderung anzugeben. Es ist auch sinnlos zu sagen, daß eine Veränderung von 75 mm auf 60 mm größer sei als ein Rückgang von 60 mm auf 50 mm. Die Subtraktion und auch die Addition sind daher ohne angebbare Bedeutung. Die zugrunde liegende Skala ist nur topologisch. Auswertungsverfahren, die metrisches Skalenniveau voraussetzen, führen folglich zu nichtinterpretierbaren Resultaten. Unter nur wenig geänderten Meßbedingungen könnte man leicht Werte erhalten, bei denen die Lage von Mittelwerten in den Kollektiven vertauscht werden, weil im Extrembereich der Verteilung größere Verschiebungen auftreten. Zulässig sind nur Auswertungsmethoden, die metrische Eigenschaften nicht voraussetzen, sondern nur die Ordnungsrelation der Werte berücksichtigen.

Das Beispiel zeigt, daß auch Skalen, die das physikalische Längenmaß benutzen, durchaus nicht metrische Skalen sein müssen. Man muß daher in jedem Einzelfall vor der Bestimmung der Auswertungsmethoden über das Skalenniveau Bescheid wissen. Es wäre nun aber sicherlich sehr unbefriedigend, stets zu derartigen notwendigerweise intuitiven Überlegungen Zuflucht nehmen zu müssen, wie sie anhand des Beispiels Blutkörperchensenkungsgeschwindigkeit geschildert wurden. Eine Lösung dieses Problems bietet die noch junge Theorie des Messens.

1.2.2   Meßtheoretische Grundbegriffe

Die Meßtheorie erforscht die Grundlagen des Messens. Sie bedient sich dabei mathematischer Methoden. Sie gibt demnach die Voraussetzungen und Bedingungen dafür an, daß die Ausprägung eines Merkmals gemessen werden kann.

Ein Abriß der Theorie des Messens kann hier nicht gegeben werden. Die wichtigsten Veröffentlichungen hierzu sind die Bücher von PFANZAGL (1973) und FISHBURN (1970). Von ORTH (1974) gibt es eine allgemeinverständliche Einführung in die Theorie des Messens. Im folgenden sollen daher lediglich die wichtigsten Ergebnisse der Theorie vorgestellt werden, um im Anschluß daran eine Diskussion medizinischer Daten zu ermöglichen.

Da der sogenannte gesunde Menschenverstand leicht in die Irre leiten kann und die entsprechenden Resultate schwer nachprüfbar sind, beschreibt die Theorie des Messens die dem Messen zugrunde liegenden Strukturen in axiomatischer Form und leitet aus den Axiomen die Eigenschaften der Skalen her. Es ist gelungen, eine Anzahl von *Meßstrukturen* zu beschreiben, die zu einigen wenigen *Skalen* mit unterschiedlichen *Niveaus* führen. Nach dem *Skalenniveau* teilt man die Skalen entsprechend einem Vorschlag von STEVENS (1946) in *Nominalskalen, Ordinalskalen, Intervallskalen* und *Proportionalskalen* ein. Die Ordinalskalen entsprechen den schon erwähnten topologischen Skalen. Die Intervall- und die Proportionalskalen haben metrische Eigenschaften. Die vier Skalentypen unterscheiden sich nach den zulässigen Transformationen.

Typische Nominalskalen sind z.B. die gebräuchlichen Diagnoseschlüssel, die diagnostischen Begriffen Zahlen zuordnen. Diese Zahlen haben selbstverständlich keine rechnerische Bedeutung. So sind z.B. Additionen verschiedener Schlüsselzahlen keine sinnvollen Operationen. An Nominalskalen können beliebige eineindeutige Transformationen vorgenommen werden. So würde ein Diagnosenschlüssel seine Eigenschaften nicht verändern, wenn jede Ziffer 1 durch eine 3 und 3 durch eine 7 ersetzt würde, wenn nur Doppelbelegungen vermieden werden.

Eine typische Ordinalskala liegt der Bestimmung der Blutkörperchensenkungsgeschwindigkeit zugrunde. Additionen und Subtraktionen sind auch bei einer solchen Skala nicht sinnvoll. Die Meßwerte können aber in eine eindeutige Reihenfolge gebracht werden. Damit sind Ordinalskalen eindeutig bis auf beliebige, streng monoton wachsende Transformationen.

Ein typisches Beispiel für eine Intervallskala ist die Temperaturskala. Die Bildung von Differenzen und Summen kann hier sinnvoll sein. Diese Skalen sind eindeutig bis auf beliebige positive lineare Transformationen. Das bedeutet, daß der Nullpunkt ohne physische Bedeutung ist, und daß die Einheit willkürlich gewählt werden kann, jedoch im gesamten Meßbereich gleich bleibt.

Proportionalskalen sind die klassischen Skalen der Physik. Der Nullpunkt liegt fest, die Einheit ist willkürlich gesetzt. Diese Skalen sind demnach eindeutig bis auf Streckungen oder Stauchungen.

Wenn bekannt ist, auf welchem Skalenniveau die Merkmalsausprägungen eines kontrollierten therapeutischen Versuchs gemessen worden sind, so ist es nach dem bisher Gesagten möglich, eine Auswahl unter den Auswertungsmethoden zu treffen. Auf Daten einer Nominalskala können

z.B. Häufigkeitsanalysen angewendet werden, auf Daten einer Ordinal-
skala können Ordnungs- und Rangstatistiken angewendet werden und auf
Daten einer metrischen Skala schließlich können, falls ein parame-
trisches Modell zutrifft, parametrische Tests angewendet werden. Das
Skalenniveau begründet die Auswertung, es bedarf jedoch selbst einer
Begründung. Diese Begründung ergibt sich aus der zugrunde liegenden
Meßstruktur.

Die wichtigsten bisher beschriebenen Meßstrukturen sind die Ordnungsmeßstrukturen, die Bisymmetriemeßstrukturen, die Differenzenmeßstrukturen und die additiv verbundenen Meßstrukturen. Die entsprechenden
axiomatischen Formulierungen beschreiben die Meßstrukturen vollständig und widerspruchsfrei. Sie beziehen sich auf die Eigenschaften
empirischer Bezugssysteme. Es ist dementsprechend eine empirische
Frage, welche Meßstruktur für eine bestimmte Skala zutrifft. Die
Axiome werden daher so formuliert, daß sie so gut wie möglich empirisch prüfbar sind.

1.2.3   Einige Meßstrukturen

Ordnungsmeßstrukturen erlauben die Entwicklung von Skalen mit ordinalem Niveau. Dabei muß vor allem empirisch überprüfbar sein, ob der
folgende Satz gilt: Wenn A größer als B und B größer oder gleich C,
dann ist auch A größer als C. Diese Bedingung ist z.B. für Nominalskalen nicht erfüllt. Weitere Einzelheiten finden sich bei PFANZAGL
(1973).

Sowohl Bisymmetriemeßstrukturen (PFANZAGL, 1959) als auch Differenzenmeßstrukturen erlauben die Konstruktion von Intervallskalen. Die
Bisymmetrie bezieht sich auf die Mittenbildung. Sie liegt dann vor,
wenn die Mittelung von Mitten zum selben Resultat führt, obwohl die
Reihenfolge der Hereinnahme von Elementen variiert wird. Die folgende Abbildung veranschaulicht dies für die Elemente a, b, c und d.
Punktiert dargestellt ist die erste, gestrichelt die zweite konse-
kutive Mittenbildung.

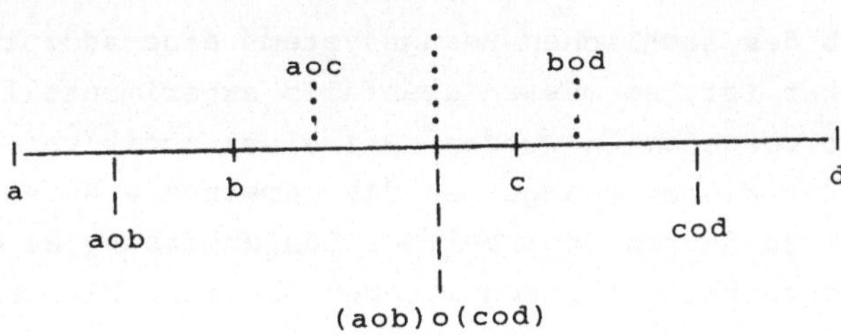

Das Symbol o bedeutet hier die empirische Bildung einer Mitte, z.B. einer mittleren Konzentration durch Mischung gleicher Volumina von Lösungen unterschiedlicher Konzentration. In Formelschreibweise ist die Bisymmetriebedingung:

$$(a \circ b) \circ (c \circ d) = (a \circ c) \circ (b \circ d)$$

Außer der Bisymmetrie muß auch die Einsetzbarkeit vorliegen, wenn eine Intervallskala möglich sein soll. Die Einsetzbarkeitsregel besagt:

wenn	a o b	=	c
und	a o d	=	c
dann	b	=	d .

Bisymmetrie und Einsetzbarkeit können - wenn auch mit einigem Aufwand - experimentell geprüft werden. Erst nach positivem Ausgang der Prüfung darf die untersuchte Skala als Intervallskala betrachtet werden. Medizinische Skalen sind aber leider nur selten so stark durchgearbeitet.

Eine weitere Möglichkeit, Intervallskalen zu konstruieren, besteht, falls ein Abstand zwischen je zwei zu messenden Objekten definierbar ist. Das führt zu den Differenzenmeßstrukturen. Wenn wir den Abstand (oder die Ähnlichkeit) zwischen den Objekten a und b durch ab symbolisieren, so läßt sich die sogenannte *Quadrupel-Bedingung* schreiben als

$$ab < cd \quad \text{genau dann, wenn} \quad ac < bd .$$

Ist experimentell überprüft, daß diese Bedingung gilt, so lassen sich Intervallskalen angeben, derart, daß

$$m(b) - m(a) < m(d) - m(c) \quad ,$$

wobei m(x) die entsprechende Abbildung in die reellen Zahlen $(\mathbb{R}_1)$ bedeutet (PFANZAGL, 1973, S. 143).

Wenn innerhalb des sachlichen Bezugssystems eine additive Verknüpfung definierbar ist, so müssen ebenfalls experimentelle Überprüfungen der Skalen vorgenommen werden. Bei einer additiven Verknüpfung ist im Falle des Wiegevorganges an das gemeinsame Auf-die-Waage-legen zweier Objekte zu denken oder bei der Längenmessung an das Hintereinanderlegen rechtwinklig abgeschnittener Bretter. Eine additive Verknüpfung (⊕) muß

assoziativ: $(a \oplus b) \oplus c = a \oplus (b \oplus c)$
kommutativ: $a \oplus b = b \oplus a$

einsetzbar und stetig sein (PFANZAGL, 1973, S. 94).

1.3 Einteilungsprinzip: Direkte gegen indirekte Messung

Als direkte Messung ist eine Messung dann zu bezeichnen, wenn die in Betracht kommende Größe und nicht eine Ersatzgröße bestimmt wird. Unter einer indirekten Messung versteht man dementsprechend eine Charakterisierung eines nicht direkt meßbaren Merkmals, das hinter dem entsprechenden Maß steht. Eine indirekte Messung ist z.B. die Quantifizierung der Ausdehnung eines Herzinfarktes durch die Höhe der Transaminasenkonzentration im Serum.

In einem Versuch möchte man nach Möglichkeit stets die tatsächlich interessierende Zielgröße auch in die Auswertung einbeziehen. Eine indirekte Bestimmung ist eigentlich unerwünscht. Bei einer indirekten Bestimmung kann man nie sicher sein, ob die Veränderung denn wirklich ein Ausdruck des dahinterstehenden Effektes oder ein Ausdruck einer zufälligen zusätzlichen Wirkung ist.

Es zeugt von einer gewissen Vorsicht, wenn man vermutet, ein bestimmtes vorgeschlagenes Maß sei lediglich ein indirektes Maß. Dieser Pessimismus drückt sich u.a. darin aus, daß häufig die Ansicht vertreten wird, man könne zwar eine Wirkung eines Arzneimittels bzw. dessen Wirkungen feststellen, nicht aber die Wirksamkeit, die sich in der Gesundung des Patienten ausdrücken sollte. Die grundsätzliche Forderung nach der Angabe der Validität bzw. sogar des Validitätskoeffizienten bei jedem in einer klinischen Studie verwendeten Maß, wie sie z.B. von den Empfehlungen für die Form der Publikation klinischer Arbeiten von HORBACH und JESDINSKY (1973) erhoben wird, weist in dieselbe Richtung. Sie ist nur sinnvoll, wenn davon ausgegangen wird, daß lediglich indirekte Maße zur Verfügung stünden. Der Validitätskoeffizient ist eine statistische Maßzahl, und zwar ein Korrelationskoeffizient, für die Enge des Zusammenhanges zwischen dem nur schwer oder erst in der Zukunft meßbaren und dem als Ersatz dienenden indirekten Maß. Der Validitätskoeffizient ist innerhalb der Psychologie, speziell innerhalb der Testpsychologie, gebräuchlich und hat sich in diesem Gebiet durchaus bewährt. Es handelt sich darum, daß die Enge des Zusammenhanges eines Maßes mit dem eigentlich zu Messenden anhand eines Korrelationskoeffizienten bestimmt wird. Im Falle z.B. von Eignungstests ist das Vorgehen durchaus plausibel: Man sucht Aufgaben, deren Lösung mit der erreichten Qualifikation nach Abschluß der Ausbildung möglichst hoch korreliert ist und stellt aus derartigen Aufgaben eine Testbatterie zusammen, die insgesamt durch ihren Validitätskoeffizienten charakterisiert wird. In solchen Fällen kann man an sich durchaus das Konzept haben, daß man zweimal die gleiche Fähigkeit eines Menschen bestimmt habe. Allgemein handelt es sich darum, daß das zu bestimmende Verhalten in einer besonders standardisierten Situation bestimmt wird. Dieses Konzept ist nun aber auf indirekte Maße auf dem Gebiet der medizinischen Diagnostik kaum übertragbar. Man kann bei unbehandelten Patienten eine hohe Korrelation zwischen der chronischen Lebererkrankung und dem Transaminasenspiegel im Serum feststellen. Wie der Fall der Serumkosmetik aber lehrt, kann diese Korrelation entkoppelt werden. Dann ist ein Schluß auf therapeutische Effekte nicht mehr möglich. Dann ist aber eine noch so hohe Korrelation, die unter anderen Bedingungen festgestellt wurde, wertlos, d.h. der Validitätskoeffizient ist ohne Bedeutung.

Der Gebrauch von Maßen, die auf indirekter Messung beruhen, ist im Zusammenhang mit kontrollierten therapeutischen Studien grundsätzlich problematisch. Definitive Aussagen sind fast nur ausnahmsweise möglich. Eine aufgrund indirekter Bestimmung erschlossene Besserung braucht in der Realität nicht vorhanden zu sein. Das läßt sich anhand einiger Beispiele leicht erläutern: Patienten mit schweren arteriellen Durchblutungsstörungen haben als Ausdruck der Gewebeschädigung eine erhöhte Blutkörperchensenkungsgeschwindigkeit. Wird nun ein Teil des Fibrinogens aus dem Blut entfernt, z.B. durch Gabe von defibrinogenierenden Schlangengiftenzymen, so kommt es zu einer sofortigen Normalisierung der Blutkörperchensenkungsgeschwindigkeit (WOLF, VINAZZER, TILSNER, 1975). Das ist aber kein Ausdruck der vermutlich auch eintretenden verbesserten Durchblutung der geschädigten Gewebe, sondern einfach Ausdruck der geänderten Bluteiweißzusammensetzung. Man kann einen solchen Effekt daher als Blutkosmetik bezeichnen. Man spricht auch von Serumkosmetik, wenn durch die Gabe mancher Medikamente die erhöhten Transaminasen bei chronischen Lebererkrankungen zurückgehen, während der Krankheitsprozeß, wie sich im histologischen und im laparaskopischen Bild zeigt, fortschreitet.

Auch von EEG-Kosmetik hat man in entsprechenden Fällen gesprochen.

Glücklicherweise wird jedoch tatsächlich in vielen kontrollierten klinischen Studien nicht indirekt gemessen. Die folgenden Beispiele sollen nur die Bandbreite der in Frage kommenden Merkmale illustrieren: Merkmale, die einer direkten Messung zugeführt werden können, sind die Überlebenszeit, die Zeit bis zum Eintritt der Heilung, die Zeit bis zum Eintreten einer unerwünschten Schwangerschaft, die Häufigkeit von Anfällen z.B. solche von Angina pectoris oder von Epilepsie, oder der Anstieg einer Schmerzschwelle.

Meßwerte, die aufgrund einer direkten Messung bestimmt werden, sind allein aufgrund dieser Tatsache jedoch noch nicht notwendig als zu einer metrischen Skala gehörig zu betrachten. Z.B. ist für eine Skala der Anfallshäufigkeit keine metrische Relation operational definierbar. Man kann nicht sagen, wie man eine mittlere Anfallshäufigkeit herstellt, und man kann schon gar nicht Anfallshäufigkeiten, die ja entweder an derselben Person zu verschiedenen Zeiten, oder überhaupt an verschiedenen Personen beobachtet werden, zusammenbringen, so daß eine Summe oder ähnliches entsteht.

Die Bestimmung der Skaleneigenschaften indirekter Maße ist dagegen komplizierter. Sowohl die Skala, an der gemessen wird, als auch die dahinter stehende Skala müssen hierfür als metrisch angesehen werden können. Außerdem muß die Relation zwischen beiden Skalen mathematisch beschreibbar sein. Diese Forderungen dürften in der klinischen Praxis, wenn überhaupt, so doch nur ausnahmsweise erfüllt sein.

Beispielsweise ist das Körpergewicht sicherlich eine Meßgröße, die anhand einer metrischen Skala bestimmt wird. Wird das Körpergewicht aber im Rahmen einer Studie zur Objektivierung des Zustandes "Übergewicht" eingesetzt, so liegt eine indirekte Messung vor, für deren Resultate nicht mehr ohne weiteres metrisches Skalenniveau vorauszusetzen ist.

Die Variablen der klinischen Chemie sind besonders häufig nur indirekte Maße. Diese Maße sind zwar an sich durchaus den Verhältnisskalen, also metrischen Skalen zuzuordnen. Zumeist werden Konzentrationen bestimmt, für die sich sehr wohl metrische Relationen operational definieren lassen. Da aber diese Konzentrationen zumeist nicht an dem Ort gemessen werden, wo es darauf ankommt, oder die gemessenen Werte Ausdruck eines an anderem Orte sich abspielenden Geschehens sind, sind diese Werte mit der Unannehmlichkeit belastet, indirekte Maße zu sein.

Nicht alle klinisch-chemischen Variablen sind jedoch als indirekte
Maße anzusprechen: Ein Beispiel dafür ist die Haemoglobin-Konzentra-
tion, die sicherlich ein direktes Maß für die Schwere einer Anaemie
ist.

1.4. Einteilungsprinzip:
Fundamentale und abgeleitete Skalen

Abgeleitete Skalen sind in der klinischen Medizin nicht selten in
Gebrauch. Für diagnostische Zwecke wird z.B. ein Quotient aus SGOT
und SGPT oder ein Quotient aus SGOT und den Gesamttransaminasen gebildet. In der Herzdiagnostik ist ein Quotient aus Anspannungszeit
(PEP) und Austreibungszeit (LVET) gebräuchlich.

Quotienten dieser Art sind als Versuch zu verstehen, die Unterschiede der Kovarianzmatrix zwischen Grundgesamtheiten mit unterschiedlichen Erkrankungen für diagnostische Zwecke nutzbar zu machen.

Einer weiteren Art, abgeleitete Skalen zu bilden, begegnet man bei
intuitiven Versuchen zur Beurteilung von Verläufen. Hier wird häufig
durch Bezug zum Ausgangswert, und zwar durch Prozentbildung, versucht, die späteren Werte von den zufälligen Ausgangswerten unabhängig zu machen.

Dabei kann es dann geschehen, daß ein offensichtlicher Unterschied
der Verläufe bei unterschiedlichen Versuchsgruppen, der mittels Pro-
zentangaben vom Ausgangswert beschrieben ist, bei der statistischen
Auswertung scheinbar verloren geht. Die Ursache hierfür ist in einem
mathematischen Effekt zu suchen, der nicht unmittelbar einsichtig
ist: Durch Quotientenbildung zweier normalverteilter Zufallsvariabler entsteht eine CAUCHY-verteilte Zufallsvariable, und zwar auch
dann, wenn die beiden Zufallsvariablen, aus denen der Quotient gebildet wurde, nicht voneinander unabhängig sind. Da für eine CAUCHY-
Verteilung weder Erwartungswert noch Varianz existiert, verlieren
die üblichen statistischen Verfahren völlig an Macht.

Nun sind zwar exakt normalverteilte Variable selten, aber bei annähernd normalverteilten Ausgangswerten sind ihre Quotienten unter
Umständen sehr ungünstig verteilt. Eine Rückkehr zu den Originalda-
ten im Verein mit geeigneten statistischen Methoden erbringt in solchen Fällen den statistischen Nachweis der offensichtlichen Unterschiede.

1.5   Einteilungsprinzip: Grad der Quantelung

Unabhängig davon, ob eine metrische oder topologische Skala vorliegt, ist es jeweils vorteilhaft, eine so starke Unterteilung einer
empirischen Skala zu haben, daß zumindest innerhalb der Gesamtstich-
probe keine Wertebindungen, d.h. keine zwei Patienten mit exakt
gleichen Werten auftreten. Auch wenn klinisch, also auf den Einzelfall bezogen, eine weitere Unterscheidung nicht mehr sinnvoll ist,
ist sie in der Regel doch noch von Nutzen, wenn es um statistische
Auswertungen geht. Das gilt vor allem auch, falls nonparametrische
Methoden vorgesehen sind. Die gängigen nonparametrischen Methoden
setzen voraus, daß Bindungen nicht vorkommen.

Das KRAUTHsche Verfahren (1971) berücksichtigt zwar Bindungen bis zu
dem Falle, daß Bindungen so häufig sind, daß nur noch zwei verschiedene Werte auftreten. Es führt aber zu einem Schärfeverlust, der von
der Schärfe des WILCOXON-MANN-WHITNEY-Tests bis zu der von FISHER's
exaktem Test abgleitet wenn die Bindungen so häufig sind, daß nur
noch zwei verschiedene Werte auftreten.

1.6.   Verteilungsformen

Die klassischen statistischen Verfahren setzen voraus, daß die Verteilungsform der Daten in der Grundgesamtheit bekannt ist, und daß
diese Verteilungsform mit einer mathematischen Funktion exakt beschrieben werden kann.

Nun ist aber die Verteilungsform einer bestimmten Variablen nur dann
als Ausdruck einer bestimmten statistischen Verteilungsfunktion zu
betrachten, wenn die zugrunde liegende Skala eine solche mathematische Funktion definierbar macht. Das ist nur dann der Fall, wenn
eine metrische Skala vorliegt. In allen anderen Fällen sind lediglich beschreibende Aussagen über die Gestalt der Verteilung, d.h.
Ein- oder Mehrgipfligkeit, Schiefe und Breite der Verteilung möglich
und sinnvoll.

Die Verteilungsformen der Daten, die bei kontrollierten therapeutischen Studien erhoben werden, reichen von Verteilungsformen, die
extrem linksschief sind,bis zu leicht rechtsschiefen Verteilungsformen.

Annähernd einer Dreiecksverteilung mit dem Modus O kommt die Verteilung der Glukosekonzentration im Urin von Patienten mit leichtem
Diabetes mellitus nahe, so lange bei diesen Patienten noch eine diä-
tetische Einstellung in Betracht käme. Annähernd exponentialverteilt
sind beispielsweise die Überlebensraten nach Eintritt schwerer un-
heilbarer Erkrankungen. Klinisch chemische Größen haben häufig leicht
linksschiefe Verteilungsformen, die annähernd als log-normal ange-
sprochen werden können. Annähernd symmetrisch verteilt sind wenige
klinisch-physiologische Größen.

Das Beispiel von der Herzfrequenz und den RR-Abständen im EKG gehört
schon zu den Beispielen für die Möglichkeit einer "geeigneten" Transformation. Eine Transformation ist dann geeignet, wenn sie sowohl zu
einer Stabilisierung der Varianz als auch zu einer Annäherung an die
Symmetrie führt. Anzustreben wäre darüber hinaus, daß die Transformation sinnvoll sein sollte in dem Sinne, daß auch die transformier-
ten Werte und hieraus berechnete Schätzer interpretiert werden können. Der statistische Praktiker betrachtet häufig die Wurzeltransformation und die logarithmische Transformation als gleichwertig.
Wenn es um die Durchführung von Signifikanztests geht, hat er damit
recht. Hierzu ein Gegenbeispiel: Manche Organe haben eine annähernd
zylindrische Gestalt. Falls eine Hemmung oder Förderung des Dicken-
wachstums eines solchen Organes geprüft werden soll, so ist es vorzuziehen, die Wurzeltransformation wegen ihrer geometrischen Beziehung zum Radius eines Zylinders anzuwenden. Die wurzeltransformier-
ten Werte der Gewichte sind in diesem Fall proportional dem Durch-
messer.

Aber: Die bisherigen Hinweise könnten zu gravierenden Mißverständnis-
sen führen: In klinischen Kollektiven ist nur selten die Verteilungsform einer bestimmten Variablen exakt vorhersagbar.

Vielmehr kommen Patienten in allen Schweregraden der Erkrankung zur
Untersuchung und zur Behandlung, wodurch die entsprechenden Größen
vor allem vom gegebenen Patientengut abhängig sind. Dieses Patientengut ist von Ort zu Ort und meist auch von Monat zu Monat unterschiedlich, so daß sich jeweils veränderte Verteilungen finden.

Durch diese, im einzelnen nicht vorhersehbaren und deswegen nicht
kontrollierbaren Fluktuationen kommt es zu Inhomogenitäten in den
Stichproben. Die Verteilungsformen werden breiter. Aus normalverteilten Daten kann man auf diese Weise Daten erhalten, deren Verteilungsform näherungsweise durch eine t-Verteilung mit drei bis zehn Frei-

heitsgraden beschrieben werden kann (HAMPEL, 1977; RELLES und ROGERS, 1977). Im internationalen Schrifttum ist dann von Verteilungen mit *heavy tails,* was man mit *breite Verteilung* wiedergeben könnte, die Rede. Es ist allgemein bekannt, daß bei solchen Verteilungen die klassischen statistischen Verfahren an Effizienz verlieren.

Eine weitere Inhomogenität der Daten ist gerade für kontrollierte therapeutische Versuche typisch: Da die meisten diagnostischen Verfahren mit einer gewissen Unsicherheit belastet sind, ist nie auszuschließen, daß in einem Kollektiv einer Studie Patienten enthalten sind, die nicht an der Krankheit leiden, für die die betreffende Therapieform indiziert ist. Diese Patienten gehören dann zu einer anderen Grundgesamtheit als die Mehrheit der Patienten. Solche Daten sind somit mit *gross errors* d.h. groben Fehlern behaftet.

1.7 Zusätzliches Einteilungsprinzip: Zensierte gegen nicht zensierte Daten

Wie schon eingangs erwähnt, handelt es sich bei der Einteilung nach zensierten und nicht zensierten Daten nicht um eine Eigenschaft der zugrunde gelegten Skala, sondern mehr um eine Eigenschaft der Versuchsanlage.

Zensierungen können zum einen durch Begrenzungen des Meßbereichs eintreten, zum anderen können zensierende Ereignisse eine Beobachtung in der Weise abschneiden, daß der endgültige Wert nicht mehr erreicht werden kann.

Beispielsweise kann ein "Meßwert" den Zusatz "größer als" oder "kleiner als" tragen, weil der tatsächliche Wert nicht angegeben werden kann. Eine solche Information ist nicht wertlos, deswegen darf auch eine statistische Auswertung nicht darauf verzichten.

Häufig sind Zensierungen Folge einer Begrenzung eines Meßbereichs. Chemische Bestimmungen können unterhalb einer unteren Schwellengröße keine Daten mehr liefern. Physikalische Messungen können nicht mehr in ihrem Endergebnis abgelesen werden, weil der Zeiger einen oberen Anschlag erreicht usw. Auch medizinische Gründe gibt es in größerer Zahl: Die Überlebenszeit eines Patienten kann die vorgesehene Beobachtungsdauer überschreiten. Die Zeit bis zum Eintritt eines gewünschten oder unerwünschten beliebigen Ereignisses kann die zur Verfügung stehende Zeit überschreiten. Wenn die Dosis solange laut Versuchsplan erhöht werden soll, bis eine bestimmte Reaktion eintritt,

kann der Fall eintreten, daß diese Dosis außerhalb des zulässigen
Bereiches liegt. Speziell bei Überlebenszeituntersuchungen kann
außerdem der Fall eintreten, daß ein anderes *konkurrierendes* Ereignis eintritt, das eine weitere Beobachtung unmöglich macht, z.B. ein
Umzug eines Patienten an einen anderen Ort.

1.8   Beispiel für die Analyse einer Skala bei der Auswertung
        eines kontrollierten therapeutischen Versuchs

Die Konzentration der Transaminasen im Blutserum wird häufig im Rahmen der Sicherheitsprüfung von Arzneimitteln bestimmt. Als konkretes
Beispiel wählen wir die Werte der SGPT. Diese Größe ist als Beispiel
geeignet, da die Fakten allgemein bekannt sind und lediglich einer
Zusammenstellung im Rahmen einer Skalenanalyse bedürfen.

Die Werte der SGPT sind bei der akuten Hepatitis auf Werte um 200 mU
erhöht. Bei chronischen Hepatitiden sind Werte, die nur wenig über
den Normalwerten liegen, über lange Zeiträume zu beobachten.

Man kann davon ausgehen, daß bei rein chemiebezogener Betrachtungs-
weise die verwendete Skala sicherlich eine Verhältnisskala ist. Es
werden ja die vorhandenen Mengen an Ferment als Substanz - korrekte
Labormethoden vorausgesetzt - jeweils angegeben. Daraus könnte man
voreilig ableiten, man könne auch bei der Verwendung der SGPT als
Zielgröße eines klinischen Versuchs unbedenklich die Eigenschaften
einer metrischen Skala voraussetzen, um die entsprechenden Rechen-
operationen vorzunehmen. Dazu gehört, wie im Vorausgegangenen gesagt
wurde, die Berechnung von Mittelwerten, Varianzen oder das Durchführen von Transformationen und die anschließende Berechnung von statistischen Kenngrößen, die voraussetzen, daß die Summen- oder Pro-
duktbildung sinnvoll ist.

In den zahlreichen klinischen Versuchen, in denen die SGPT neben
anderen Variablen zur Kontrolle der Nebenwirkungsfreiheit eines Medikaments geführt wird, ist es tatsächlich allgemein üblich, die
Werte der SGPT bei der Auswertung wie Werte einer Verhältnisskala
zu bearbeiten.

In klinischen Versuchen wird die Variable jedoch nicht um ihrer
selbst willen bestimmt, sondern als Prädiktorvariable mitgeführt,
wobei der Zweck darin besteht, Aussagen darüber zu erlangen, ob
durch das Medikament - möglicherweise irreparable - Schäden hervorgerufen werden. Das heißt in der oben eingeführten Terminologie, daß

keine direkte, sondern eine indirekte Messung vorliegt. Wenn die
Größe SGPT auch in diesem Falle zu Recht als Variable, deren Werte
z.B. summiert werden dürfen, auswertbar sein soll, so müßte davon
ausgegangen werden, daß eine einfache Beziehung zwischen ihr und dem
Vorherzusagenden bestünde. Das ist sicherlich nicht der Fall, schon
deswegen nicht, weil dieses Vorherzusagende nur schwer genauer definiert und in Maßzahlen gegossen werden kann. Und selbst, wenn dies
der Fall wäre, so wäre doch damit zu rechnen, daß nicht einmal eine
monotone Beziehung bestünde, so daß die Variable nicht einmal als
ordinal skaliert gelten kann. Das ist zunächst überraschend und muß
näher erläutert werden.

Vor allem bei lang dauernden Versuchen ist stets die Möglichkeit gegeben, daß ein kleiner Teil der Patienten bzw. der Versuchstiere an
einer akuten Hepatitis erkrankt. Bei der Berechnung eines Mittelwertes wäre das Ergebnis nun im wesentlichen von diesen sehr hohen Werten, die als *gross errors* gelten müssen, abhängig. Dabei sind diese
hohen Werte aber eigentlich gar nicht von besonderem Interesse. Von
Interesse sind vielmehr die geringgradigen Erhöhungen, die z.B. durch
eine Hepatotoxizität hervorgerufen sein könnten. Noch viel schlimmer
aber wäre z.B. eine Erhöhung, die durch die Induktion einer Autoag-
gressionskrankheit bedingt ist und die häufig nur eine geringgradige
Erhöhung der Transaminasen hervorruft. Gerade diese geringgradigen
Erhöhungen müssen also besonders alarmieren, da sie unter Umständen
tödliche Folgen der Behandlung sind. Kurzzeitige, starke, durch Infektion verursachte Erhöhungen sind dagegen vergleichsweise harmlos.

Somit läßt sich als Fazit festhalten: Bei den stets inhomogenen klinischen Kollektiven ist die Variable nicht eindeutig und somit nicht
einmal ein Wert einer topologischen Skala. Eine topologische Skala
könnte nur vorausgesetzt werden, wenn homogene Grundgesamtheiten gegeben wären. Die statistische Behandlung der Ergebnisse eines solchen
Versuchs setzt *gross-error*-Robustheit voraus - falls Infektionen als
gross-error-Quelle betrachtet werden können.

Eine weitere Möglichkeit der statistischen Behandlung des Problems
setzt eine entsprechende Versuchsplanung voraus. Es muß von medizinischer Seite dafür Sorge getragen worden sein, daß entsprechende
diagnostische Maßnahmen zur Klärung der Art der SGPT-Erhöhung durchgeführt werden. Die schlichte Elimination sehr hoher Werte dürfte
nämlich auch nicht zum Ziele führen. Hier ist an die Bildung neuer
statistischer Variabler, z.B. je nach Vorhandensein von Anzeichen
einer Infektion, zu denken.

1.9   Beschaffung der Information zur Entscheidung, welche
Skaleneigenschaften einem bestimmten Merkmal zugrunde
liegen

Merkmale, deren Eigenschaften nicht oder nur teilweise bekannt sind,
eignen sich auch nur entsprechend in reduziertem Maße als Zielgröße
einer kontrollierten therapeutischen Studie: Liegt eine indirekte
Messung vor, so muß etwas über den Zusammenhang mit der eigentlichen
Zielgröße bekannt sein, in jedem Fall muß zur vernünftigen Versuchsplanung, vor allem hinsichtlich des Stichprobenumfanges, die zulässige Statistik mit Streuungsmaß sowie einem eben klinisch relevanten
Unterschied wenigstens näherungsweise bekannt sein. Bei oberflächli-
cher Betrachtung scheint dies nicht der Fall zu sein. Es liegt aber
zumeist sehr viel mehr Wissen vor, als der Methodologe glaubt. Das
Problem liegt in der Zersplitterung des Wissens auf unterschiedliche
Fachleute.

Über Streuungsmaße - zumindest Mittelwert und Standardabweichung -
kann man sich im Tabellenwerk der DOCUMENTA GEIGY häufig ein ausrei-
chendes Bild machen. Soweit standardisierte Analyseverfahren verwendet werden, die von einzelnen Firmen vertrieben werden, sind Informationen über Quantelung und zur Frage der metrischen Skala erreichbar, z.B. auf dem Umweg über Angaben, ob und wenn ja, welche Eichkur-
ven verwendet werden. In jedem Falle ist aber auf diesem Gebiet der
entsprechende Laborarzt kompetent. Zur Frage der Relevanz und des
klinisch interessierenden Unterschiedes ist der klinische Fachmann
eine sehr wichtige Informationsquelle.

1.10   Folgerungen

Die klassischen statistischen Verfahren verlangen Daten aus normalverteilten Grundgesamtheiten ohne Fluktuationen und ohne Inhomogenitäten. Diese Daten müssen anhand von Skalen gewonnen werden, die metrisches Skalenniveau erreichen. Eigenschaften, die anhand der aufgeführten zusätzlichen Einteilungsprinzipien festgestellt werden,
dürfen zu diesen Folgerungen nicht im Widerspruch stehen. Man könnte
nun die Forderung stellen, daß durch die Versuchsplanung die Idealbedingungen der klassischen Statistik erfüllt werden. Das bedeutet,
daß man nur Zielvariable zuließe, wie sie in der klinischen Medizin
zumindest nur selten angetroffen werden. Diese Folgerungen sind also
unrealistisch.

Statt dessen müssen Forderungen an die statistischen Methoden gestellt werden. Diese Methoden müssen die Eigenschaften der medizinischen Daten berücksichtigen, d.h. sie müssen vor allem mit inhomogenen Stichproben fertig werden, wenn nur ordentlich randomisiert wurde; sie müssen mit Daten von ordinalem Skalenniveau aus indirekten Messungen fertig werden; und schließlich dürfen sie durch die zusätzlichen Abweichungen von den Idealbedingungen der klassischen Statistik nicht beeinträchtigt werden. Diesen Forderungen werden die Rang- und *rank-scores*-Tests gerecht.

1.11   Zusammenfassung

Bei der Planung kontrollierter therapeutischer Versuche ist nächst der exakten Festlegung der Fragestellung die Definition einer geeigneten Zielgröße der wichtigste Gesichtspunkt. Die Eigenschaften der erwarteten Daten bestimmen darüber, welche Auswertungsmethoden zulässig sind.

Klinisch-medizinische Daten sind entsprechend ihrem zugrundeliegenden Skalentyp sehr häufig als nicht metrisch einzustufen. Der statistische Verteilungstyp entspricht zumeist nicht der Normalverteilung oder eindeutig symmetrischen Verteilungen. Mischverteilungen scheinen sogar die Regel zu sein. Damit sind die klassischen statistischen Methoden nicht brauchbar.

Als Lösung des Skalen- und des Verteilungsproblems bietet sich die Verwendung von Rangtests und *rank-scores*-Tests an.

2. Verteilungsunabhängige Methoden

2.1 Definition

Ein verteilungsunabhängiges Modell verlangt schwächere Annahmen über
die Wahrscheinlichkeitsverteilung einer Grundgesamtheit als ein ver-
teilungsgebundenes Modell. Die verteilungsgebundenen Modelle setzen
voraus, daß die Wahrscheinlichkeitsverteilung zu einer Familie von
Verteilungen gehört, deren Gestalt bis auf wenige unbekannte Parameter gegeben ist. Man nennt die verteilungsgebundenen Modelle deshalb
auch *parametrisch*, im Gegensatz zu den verteilungsunabhängigen *nicht-
parametrischen*. Verteilungsgebundene Modellfamilien sind dann geeignet, wenn sie aus den physischen Eigenschaften eines Experimentes
unmittelbar abgeleitet werden können. Beispiele dafür sind die Bino-
mialverteilung und die hypergeometrische Verteilung. Manchmal kann
auch aus der Erfahrung mit gleichartigen Beobachtungen die Zugehö-
rigkeit zu klassischen parametrischen Verteilungsfamilien nachgewie-
sen sein. Dann kann man das geeignete parametrische Modell anwenden.
Wenn aber weder aus den physischen Eigenschaften eines Experimentes
noch aus früherer Erfahrung eine bestimmte Verteilungsannahme gerechtfertigt werden kann, sind nur verteilungsunabhängige Modelle
geeignet.

Verteilungsunabhängige *Tests* sind statistische Methoden zur Datenana-
lyse, die so konstruiert sind, daß sie für verteilungsunabhängige
Modelle anwendbar sind. Verteilungsunabhängig heißt, daß die Wahrscheinlichkeit der falschen Zurückweisung einer Nullhypothese für beliebige Verteilungen und nicht nur für eine bestimmte Verteilungsfa-
milie, wie z.B. die Familie der Normalverteilungen, exakt bekannt ist.
Eine der wichtigsten Entdeckungen in der Statistik war es, daß einige
verteilungsunabhängige Tests, nämlich die Rangtests, oft sogar effi-
zienter als die klassischen Tests sind, wenn es um die Aufdeckung von
Alternativhypothesen geht.

2.2 Geschichte

Die (Vor-) Geschichte der Rangtests als wichtigster Familie der verteilungsunabhängigen Methoden reicht bis ins 19. Jahrhundert zurück
(KRUSKAL, 1957). DEUCHLER (1914) war offenbar der erste, der verschiedene Zusammenhänge ausführlicher darstellte. Vor allem wies er

auf den Zusammenhang zwischen dem nach KENDALL (1938) benannten verteilungsunabhängigen Korrelationsmaß und der nach WILCOXON (1945) benannten Teststatistik hin.

Eine weitere wesentliche historische Wurzel für die Entwicklung der
verteilungsunabhängigen Tests waren die kombinatorischen Tests. Sie
wurden vor allem von FISHER (1935), PITMAN (1937, 1938), SCHEFFE
(1943) sowie WALD und WOLFOWITZ (1944) betrachtet. Der wesentliche
Aspekt dieser Verfahren besteht darin, daß die Randomisationsvoraus-
setzung, die ja für alle statistischen Tests gilt, in diesem Falle
explizit zur Gewinnung einer Wahrscheinlichkeitsaussage herangezogen
wird:

Unter allen möglichen Randomisationsergebnissen, also für alle Kombinationen der Daten, wird die interessierende Statistik errechnet,
um dann die Nullhypothese zurückzuweisen, wenn der tatsächlich beobachtete Wert der Statistik $100(1-\alpha)\%$ dieser Werte übersteigt. Ein
solcher Test ist in jedem Falle verteilungsunabhängig. Dabei spielt
es keine Rolle, ob die angewendete Statistik ein Mittelwert, eine
Rangsumme oder ein anderes Maß ist. Historisch wurden allerdings
zuerst Maße betrachtet, die Schätzer für die Parameter gegebener
Verteilungen sind, wie z.B. der Mittelwert.

WILCOXON (1945) und MANN und WHITNEY (1947) brachten den nach ihnen
benannten Zweistichprobentest, der auf Rangsummen zurückzuführen ist,
in das allgemeine Bewußtsein der Fachleute und lösten die moderne
Entwicklung der Rangtests aus.

2.3 Anwendung der Rangtests auf medizinische Fragestellungen

Zur Prüfung vieler medizinischer Fragestellungen sind Rangtests vorteilhaft. Das ist sowohl in den vorkommenden Dateneigenschaften als
auch durch Überlegungen zum geeigneten statistischen Maß für Unterschiede zwischen zu prüfenden Verfahren begründet.

2.3.1 Dateneigenschaften und Rangtests

Im vorigen Kapitel ist dargestellt, daß medizinische Daten häufig nur
das Skalenniveau von Ordinalskalen erreichen. Ordinalskalen sind eindeutig bis auf beliebige streng monotone Transformationen, d.h. sie
sind solchen Transformationen gegenüber invariant, die die Rangord-
nung der Werte zueinander erhalten. Daher sind auch Rangtests die ein-

zigen dieser Situation angemessenen Tests (BELL, 1964).

Die Tatsache, daß auf Rängen basierende Methoden eine besondere Gruppe der robusten Methoden bilden, macht diese Methoden besonders geeignet zur Anwendung auf medizinische Fragestellungen. Die robusten Schätzmethoden werden nach HUBER (1972) eingeteilt in *M-Schätzer*, die zumeist durch Ausblenden sehr großer und sehr kleiner Stichprobenwerte gebildet werden. *L-Schätzer,* das sind Linearkombinationen von Ordnungsstatistiken und *R-Statistiken,* die auf Rangstatistiken basieren. Diese dritte Gruppe ist es, die in unserem Zusammenhang von Bedeutung ist. Wie SCHOLZ (1971, 1974) zeigte, sind die R-Schätzer immer den Linearkombinationen von Ordnungsstatistiken überlegen, während M- und R-Statistiken einander nicht eindeutig überlegen sind, wenn Ein-Stichproben-Schätzer gefragt sind. Beim Vergleich mehrerer Stichproben haben allerdings nach BICKEL und LEHMANN (1975 a,b) die M-Schätzer gewisse erforderliche Eigenschaften in nicht ausreichendem Maße. Somit unterstützt auch die moderne Suche nach robusten Methoden die Entwicklung der Rangtests.

Robust heißt in diesem Zusammenhang, daß keine Vergrößerung der Varianz des Schätzers durch ungünstige Bedingungen eintritt. Diese ungünstigen Bedingungen sind die üblicherweise vorkommenden Abweichungen von der Normalverteilung. Obwohl diese Abweichungen unterschiedlich sein können, eignen sich doch dieselben Auswertungemethoden bei allen Formen dieser Abweichung, so daß eine Zusammenfassung berechtigt ist. Die verschiedenen Abweichungen sind:

1. die Kontamination, d.h. die Überlagerung einer Verteilung durch eine andere Verteilung. Dies ist der Fall, wenn *gross errors* auftreten. Kontaminierte Verteilungen sind in der Medizin zweifellos häufig,

2. die Verteilungen mit *heavy tails,* dabei handelt es sich um Verteilungen, bei denen die Wahrscheinlichkeit, daß extreme Werte auftreten, größer ist, als es der Normalverteilung entspricht. Der Prototyp einer solchen Verteilung ist die CAUCHY-Verteilung, die auftreten kann, wenn im Sinne einer abgeleiteten Skala der Quotient zweier normalverteilter Zufallsvariabler gebildet wird.

Bei beiden Abweichungen sind die Rangtests nicht nur unverfälscht, sondern, worauf es hier besonders ankommt, sie sind auch Tests mit größerer Macht. Denn die Varianz der entsprechenden Schätzer bleibt gering, während die entsprechenden auf der Normalverteilung basieren den klassischen Tests auf Schätzern basieren, deren Varianz sehr groß werden kann. Das bedeutet, daß entweder schon mit kleineren Stichproben ein Unterschied zwischen verschiedenen Grundgesamtheiten erkannt werden kann, oder daß bei gleichem Stichprobenumfang auch kleinere Unterschiede bereits erkennbar werden. Kombinatorische Tests, die sich nicht auf Rangmaße stützen, haben diese vorteilhaften Eigenschaften nicht, obwohl sie im strengen Sinne verteilungsunabhängig sind. Wie HOEFFDING (1952) bewies, sind diese Tests asymptotisch äquivalent zu ihren Normalverteilungsgegenstücken.

Auch die Behandlung zensierter Daten gelingt durch Anwendung von Rangtests in besonders eleganter Weise. Erwähnt seien die Arbeiten von MANTEL (1967) und GEHAN (1965). EDV-Programme zur Auswertung von Versuchsreihen mit zensierten Daten sind z.B. von LEE und DESU (1972) und von PETO (1973) publiziert worden.

2.3.2   Die Fragestellung der Rangtests

Die Fragestellung der Rangtests kann am besten anhand des WILCOXON-MANN-WHITNEY-Tests erklärt werden. Im folgenden wird daher zunächst nur dieser Test betrachtet.

MANN und WHITNEY (1947) wiesen zuerst explizit darauf hin, daß ihr Test prüft, ob eine von zwei Grundgesamtheiten *stochastisch größere* Werte enthält als die andere . Hinweise in dieser Richtung finden sich aber z.B. schon bei DEUCHLER (1914). Besonders leicht ist diese Eigenschaft zu erkennen, wenn man den Test in der von MANN und WHITNEY vorgeschlagenen Form durchführt: Für jedes Paar von Werten, wobei ein Wert aus der einen und ein Wert aus der anderen Stichprobe stammt, wird festgestellt, welcher der kleinere ist. Wenn der Wert aus der ersten Stichprobe (x) kleiner ist, gibt man für dieses Paar einen Punkt. Wenn der Wert aus der zweiten Stichprobe (y) kleiner ist, gibt man keinen Punkt für dieses Paar. Falls beide Werte gleich sind, gibt man einen halben Punkt. Man addiert die Punkte und bezeichnet die Summe mit U. Sind alle Werte der ersten kleiner als die der zweiten Stichprobe, so ist die Summe gleich der Anzahl der möglichen Paare, also dem Produkt aus den beiden Stichprobenumfängen. Sind in der ersten Stichprobe m Beobachtungen und in der zweiten Stichprobe n Beobachtungen gemacht worden, so ist die größtmögliche Summe n·m. Teilt man demnach die Größe U durch n·m, so erhält man eine Größe, die Werte zwischen Null und Eins annehmen kann und sich als Wahrscheinlichkeit für die Überlegenheit der zweiten Grundge-

samtheit über die erste interpretieren läßt. Als Schätzer für die
stochastische Überlegenheit der X- über die Y-Werte ergibt sich also

$$\hat{P}(X > Y) = \frac{U}{n \cdot m} \quad .$$

Ist die Wahrscheinlichkeit kleiner als O,5, so kann man sagen, daß
die erste Grundgesamtheit stochastisch größere Werte enthält; ist
sie größer als O,5, so enthält die zweite Stichprobe die stochastisch größeren Werte.

In der genannten Arbeit wird außerdem gezeigt, daß diese Statistik
äquivalenter zu der auf Rängen aufbauenden Teststatistik von
WILCOXON ist.

2.3.3   Fragestellung im kontrollierten therapeutischen Versuch

Die ärztliche Fragestellung lautet, wenn zwei verschiedene Behand-
lungsmethoden zur Auswahl stehen: welche Behandlungsmethode führt
zu günstigeren Ergebnissen? Zwei Behandlungen sehen wir dann als
gleich gut an, wenn für den Arzt in Anbetracht der nicht vorhersehbaren zufälligen Einflüsse ein Münzwurf mit einer unverfälschten
Münze eine vernünftige Entscheidungsgrundlage darstellen würde. Das
entspricht aber genau der Nullhypothese des WILCOXON-MANN-WHITNEY-
Tests, nämlich der Annahme, die Wahrscheinlichkeit für günstigere
Werte nach einer der beiden Behandlungen sei O,5. Wenn die Wahrscheinlichkeit, günstigere Werte zu erhalten, nach einer der Behandlungen größer als O,5 ist, so muß der Arzt diese Therapie für überlegen ansehen und bevorzugen, wenn nicht andere Überlegungen, z.B.
zum Risiko von Nebenwirkungen, dem entgegenstehen.

Man hört immer wieder von ärztlicher Seite, daß der Mittelwert als
Maß für die Überlegenheit einer der Therapieformen Unbehagen verur-
sache. Ein Durchschnitt bezieht sich immer auf ein größeres Kollektiv und man könne deswegen nicht sicher sein, daß auch für den Einzelfall günstigere Werte resultieren. Diese Bedenken sind völlig
richtig. Ergänzt werden muß die Formulierung dieser Bedenken in Anbetracht des allgegenwärtigen Unvorhersehbaren, also des Zufalls:
Es ist nicht gesagt, daß stochastisch günstigere Werte resultieren,
wenn der Mittelwert eine Überlegenheit anzeigt. Der Mittelwert ist
nämlich immer dann irreführend, wenn die Verteilungsformen der Zielvariablen nach unterschiedlichen Therapieformen unterschiedlich ge-
formt sind, d.h. unterschiedliche Schiefe aufweisen. Folgende zwei

Verteilungen haben zwar denselben Mittelwert, es ist aber offensichtlich, daß zur einen Verteilung die stochastisch günstigeren Werte gehören:

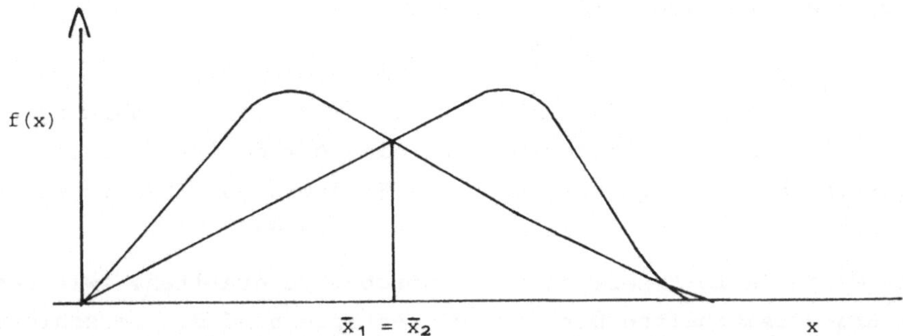

Auch das Umgekehrte kann eintreten, d.h. also, daß die Mittelwerte
verschieden sind, zu keiner der beiden Verteilungen aber stochastisch größere Werte gehören.

Das einzige vertretbare Lagemaß in der angegebenen Situation ist die
Angabe der stochastischen Überlegenheit; alle anderen Lagemaße können fehlleiten.

Für die stetigen Verteilungen, wie sie in der Abbildung nahegelegt
sind, läßt sich dafür schreiben:

$$P(X > Y) = \int G(Y) \, dF(X),$$

wobei das Integral ein STIELTJES-Integral, G und F die beiden Verteilungsfunktionen sind.

Wenn andere Fragestellungen als die nach *stochastisch größer* und
kleiner vorliegen, so muß man noch nicht notwendigerweise auf die
parametrischen Tests ausweichen. Einige Möglichkeiten werden im über-
nächsten Abschnitt bei der Besprechung der *rank-scores*-Tests dargestellt.

2.4 Idealisierte Alternativen

Stochastisch größere oder kleinere Grundgesamtheiten können auf unterschiedliche Weisen aus einer Ausgangsgrundgesamtheit entstehen.
Vor allem für die Durchführung von Monte-Carlo-Experimenten sind
hiervon zwei Möglichkeiten besonders ausgezeichnet: Das sind die
Verschiebungsalternativen und die LEHMANN-Alternativen.

2.4.1 Verschiebungsalternativen

Ist $F(X)$ die Verteilungsfunktion der einen Zufallsvariablen und $F(Y)$ die Verteilungsfunktion der anderen, so läßt sich eine Verschiebungsalternative formulieren als:

$$H_1 : F(Y) = F(X+\Delta).$$

Δ ist hierbei eine von dem Wert der Zufallsvariablen unabhängige Konstante. Diese Definition besagt, daß die Form der Verteilung beider Zufallsvariabler gleich ist. Über die Existenz von Erwartungswert und Varianz müssen keine Annahmen gemacht werden.

Um für Monte-Carlo-Experimente Stichproben zu erhalten, zwischen deren Grundgesamtheiten Unterschiede entsprechend den Verschiebungsalternativen bestehen, erzeugt man sich mit einem Zufallszahlengenerator Stichproben für die gewünschte Verteilungsfunktion und addiert zu den Werten der X-Stichprobe die gewünschte Zahl Δ.

2.4.2 LEHMANN-Alternativen

Wir verwenden für die Verteilungsfunktionen dieselben Definitionen wie bei den Verschiebungsalternativen. Dann ist eine LEHMANN-Alternative (LEHMANN, 1953):

$$H_1 : F(Y) = F^k(X) .$$

Diese Definitionsgleichung ist folgendermaßen zu verstehen: Gegeben sei die Wahrscheinlichkeit, mit der an einer Stelle der reellen Zahlengeraden ein gleicher oder kleinerer Wert der Y-Verteilung gefunden wird. Sie ist $F(Y)$. Die Wahrscheinlichkeit, einen Wert der X-Verteilung zu finden, der kleiner oder gleich diesem Wert ist, berechnet sich nach dieser Gleichung als die k-te Potenz der entsprechenden Wahrscheinlichkeit für den Y-Wert.

k besitzt eine einfache anschauliche Bedeutung, wenn man in Monte-Carlo-Experimenten Stichproben entsprechend einer LEHMANN-Alternative zieht. Der Einfachheit halber beschränkt man sich auf Werte von k, die den natürlichen Zahlen entsprechen. Dann erhält man auf folgende Weise einen Wert der Y-Stichprobe: Man gewinnt k unabhängige Realisationen der Zufallsvariablen X. Der größte dieser Werte ist die gesuchte Realisation der Zufallsvariablen Y.

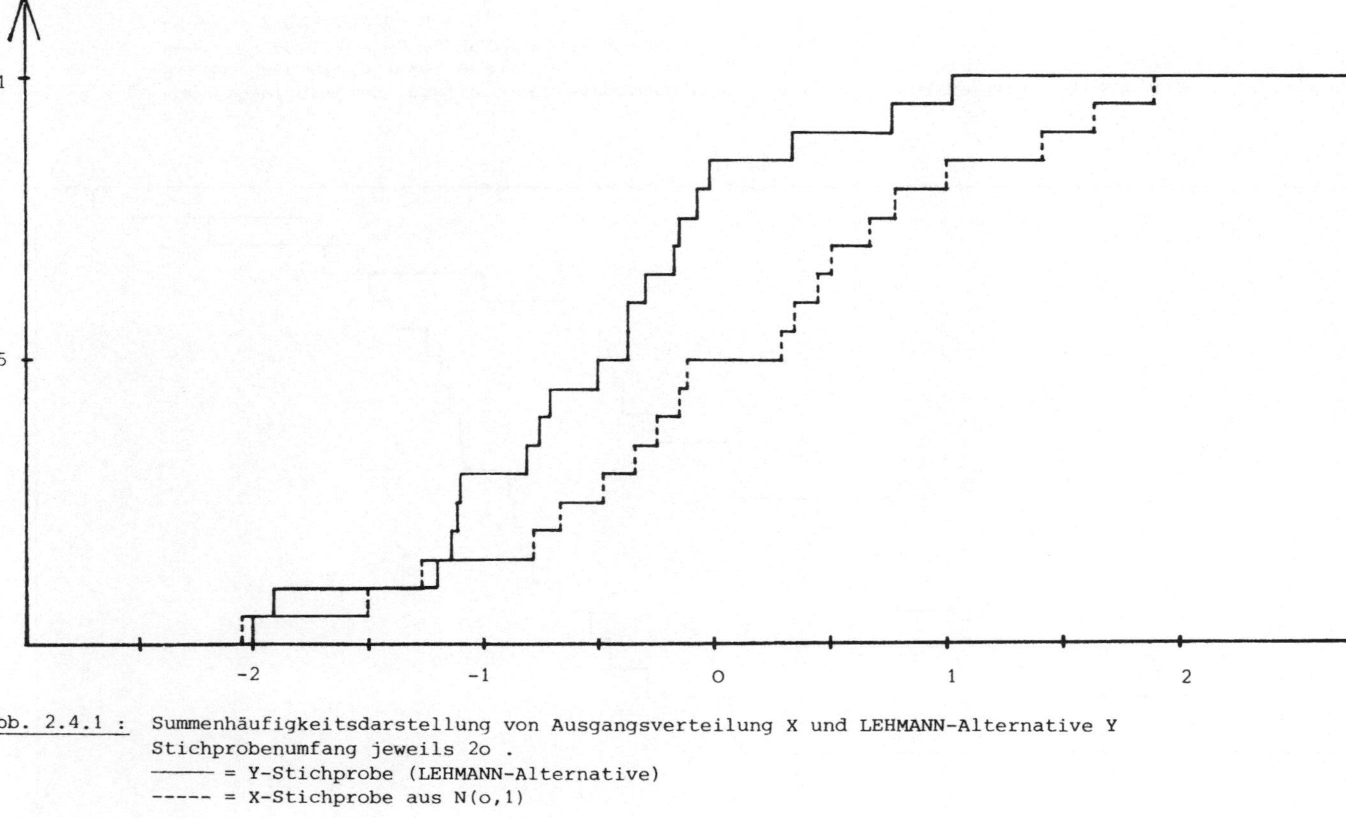

Abb. 2.4.1 : Summenhäufigkeitsdarstellung von Ausgangsverteilung X und LEHMANN-Alternative Y
Stichprobenumfang jeweils 2o .
——— = Y-Stichprobe (LEHMANN-Alternative)
----- = X-Stichprobe aus N(o,1)

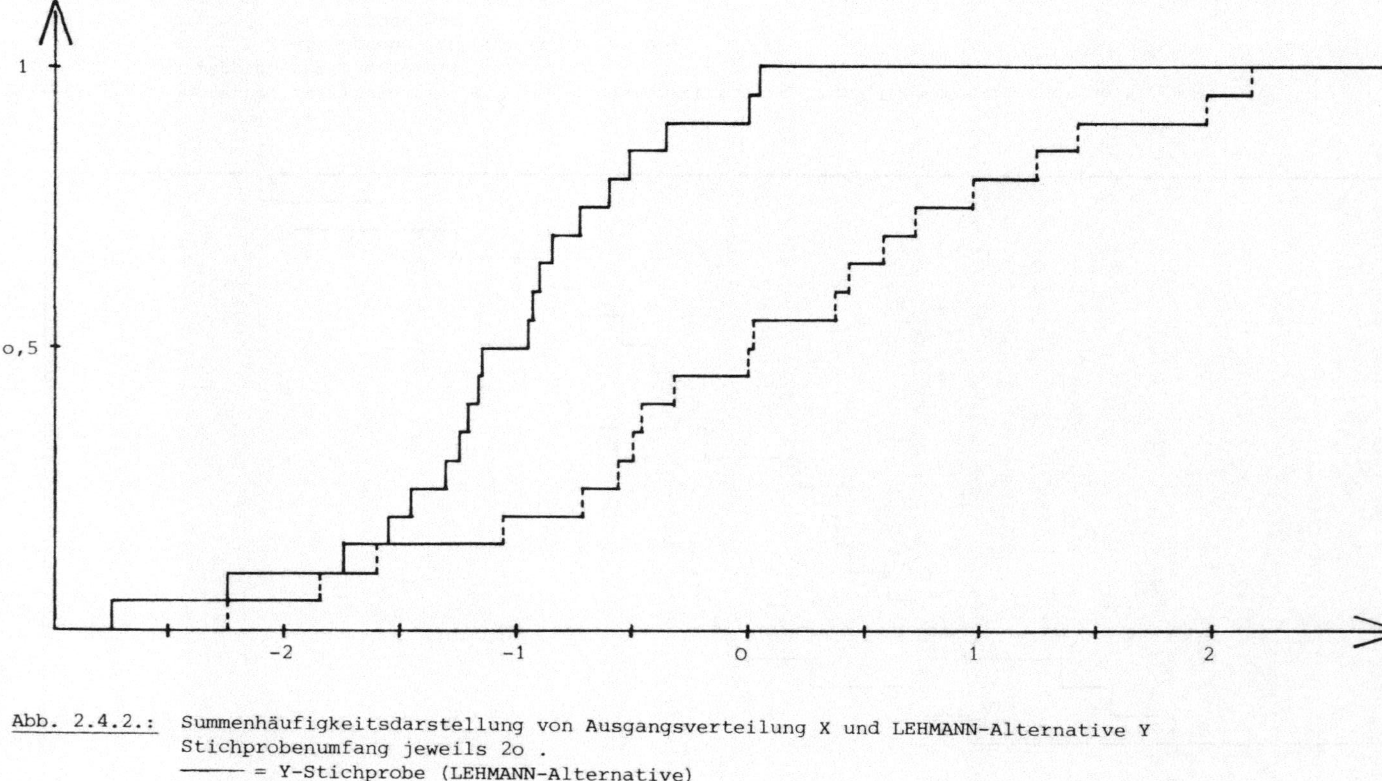

Abb. 2.4.2.:   Summenhäufigkeitsdarstellung von Ausgangsverteilung X und LEHMANN-Alternative Y
Stichprobenumfang jeweils 2o .
———— = Y-Stichprobe (LEHMANN-Alternative)
----- = X-Stichprobe aus N(o,1)

Daher gilt:

$$P(X \leq Y) \; E \; \frac{k}{k+1} \quad .$$

Man sieht, daß diese Formulierung der Definition für stochastisch
größer oder kleiner vollständig entspricht. LEHMANN-Alternativen
sind daher den Rangtests besonders gemäß. Da LEHMANN-Alternativen
einer Veränderung von Lage und Streuung entsprechen, kommt man im
Falle der klassischen Tests, wie z.B. des t-Tests, zum bekannten
BEHRENS-FISHER -Problem.

Die Abbildung 2.4.1 gibt ein entsprechendes Beispiel wieder. Die
Werte der X-Stichprobe stammen aus einer N(O,1)-verteilten Grundgesamtheit. Die Werte der Y-Stichprobe stammen aus einer Grundgesamtheit, die entsprechend obiger Vorschrift als LEHMANN-Alternative mit
k = 2 gebildet wurde. Die Abbildung zeigt die Summenhäufigkeitsdar-
stellungen.

Die Abbildung 2.4.2 zeigt ein Beispiel für eine LEHMANN-Alternative
mit k = 4.

Ein medizinisches Beispiel, das sich im Sinne der LEHMANN-Alternativen interpretieren läßt, findet sich in Abschnitt 3.3.1 mit der Abbildung 3.3.1.1 . Es spiegelt die allgemeine Erfahrung wieder, daß
in der Medizin bei höherer Lage der Stichprobenwerte häufig auch die
Streuung zunimmt.

2.5 Rank-Scores-Tests

Man erhält *rank-scores* durch Umrechnung aus den WILCOXON-Rängen.
Zunächst teilt man die Ränge durch N + 1, wobei N die Summe der einzelnen Stichprobenumfänge ist. Man erreicht dadurch eine symmetrische Projektion der Ränge ins beidseitig offene Intervall (O,1) sowie
daß der Mittelwert dieser Zwischenscores einhalb ist. Die Zwischenscores faßt man als Werte der gemeinsamen Verteilungsfunktion F(Z)
auf und bestimmt *scores* so, daß exakt eine gewünschte Verteilung
resultiert. Wenn man den WILCOXON-Test zu den *Rank-scores*-Tests rech-
net, sind einige der wichtigsten *Scoring*-Funktionen und Beispiele
für die zugehörigen Tests in Tabelle 2.5.1 dargestellt. Durch die
Einführung von *Rank-Scores* lassen sich die Fragestellung und die
Eigenschaft der Rangtests speziellen Problemen anpassen. Weiß man
z.B., daß die Daten aus einer Normalverteilung stammen, so kann man
einen *Normal-scores*-Test (s.Tabelle 2.5.1, Funktion 1.3 und 1.4) benutzen und erhält auf diese Weise einen ausreißerrobusten Test. Auch

<u>Tabelle 2.5.1:</u> **L O K A T I O N S T E S T S**

S c o r i n g - F u n k t i o n   T e s t s

1.1 $S(R_j) = R_j$ WILCOXON-Test,
                                                   KRUSKAL-WALLIS-Test

1.2 $S(R_j) = \begin{cases} 1, & \text{falls } R_j > N/2 \\ 0, & \text{falls } R_j \leq N/2 \end{cases}$ Median-Test

1.3 $S(R_j)$: Erwartungswert der Standardnormal-   FISHER-YATES-TERRY-HOEFFDING-Test
verteilung für den R-ten Rangwert
beim Stichprobenumfang N

1.4 $S(R_j) = \Phi^{-1}[R_j/(N+1)]$ mit   VAN DER WAERDEN-Test

$$\Phi(x) = \int_{-\infty}^{x} \frac{1}{\sqrt{2\Pi}}\, e^{-\frac{x^2}{2}}\, dx$$

Tabelle 2.5.2:   Tests für Überlebensdauern

Scoring - Funktion	Tests
2.1 $S(R_j) = \log_{10}(N-R_j)$	unbenannt
2.2 $S(R_j) = \sum\limits_{u=N-j+1}^{N} u^{-1}$	SAVAGE (1956) (s.PURI und SEN 1971, S.111)

Tabelle 2.5.3: **V A R I A B I L I T Ä T S T E S T**

Scoring-Funktion	Tests
3.1 $\quad S(R_j) = \left\lvert \dfrac{R_j}{N+1} - \dfrac{1}{2} \right\rvert$	ANSARI-BRADLEY-Test
3.2 $\quad S(R_j) = \begin{cases} 1, & \text{falls } \lvert R_j-(N+1)/2\rvert \geq b \\ 0, & \text{falls } \lvert R_j-(N+1)/2\rvert < b \end{cases}$	
3.3 $\quad S(R_j) = $ Erwartungswert von R^2 bei Stichprobenumfang N und Standardnormalverteilung	KAPOA (1961), KLOTZ (1962)
3.4 $\quad S(R_j) = \left\{ \Phi^{-1}\!\left(\dfrac{R_j}{N+1}\right) \right\}^2$	KAPOA (1961), KLOTZ (1962)
3.5 $\quad S(R_j) = \left(\dfrac{R_j}{N+1} - \dfrac{1}{2}\right)^2$	MOOD-Test

die *Rank-scores*-Tests sind Permutationstests und die Signifikanzbeurteilung erfolgt dementsprechend in analoger Weise.

Mit den Methoden 1.1 - 1.4 kann man Fragestellungen auf dem Gebiet der Verschiebungs- und der LEHMANN-Alternativen bearbeiten. Die Methoden 2.1 und 2.2 eignen sich besonders zum Auffinden von Unterschieden zwischen exponentialverteilten Zufallsvariablen, wie sie in der Medizin bei der Beobachtung von Überlebensdauern vorkommen. Die Methoden 3.1 - 3.5 schließlich umfassen das Gebiet der Fragestellungen nach der unterschiedlichen Streuung von Beobachtungswerten. Sie setzen allerdings voraus, daß die Mediane der zu vergleichenden Verteilungen unverändert sind. Die wichtigste Anwendungsmöglichkeit in der Medizin scheint auf dem Gebiet der Prüfung von Tranquilizern an unausgelesenen Versuchspersonen-Kollektiven zu sein, wie die Arbeiten von JANKE (1965, 1975) nahelegen.

Bei der Auswahl der Methoden zum Lokationsvergleich wird man die Methode 1.2 nach der Tabelle dann bevorzugen, wenn man Grund zu besonderer Vorsicht bei der Interpretation eines Versuchsergebnisses hat. Diese Methode liefert besonders konservative Tests. Die Methoden 1.3 und 1.4 sind einander asymptotisch äquivalent. Wenn wirklich Stichproben aus normalverteilten Grundgesamtheiten vorliegen, die sich nur im Lageparameter unterscheiden, so haben diese beiden Methoden den Vorzug, zu Tests zu führen, die im univariaten Fall dieselbe asymptotische Effizienz aufweisen, wie der entsprechende Normaltheorie-Test (t-Test, Varianzanalyse). Tests aufgrund der Methode 1.1 in der Tabelle haben in diesem Fall nur eine asymptotische relative Effizienz von $3/\pi = 0{,}955$. Die Tests nach 1.3 und 1.4 in der Tabelle haben gegenüber den parametrischen Normaltheorie-Tests den Vorteil der Robustheit, d.h. wann immer zu befürchten ist, daß *gross-errors* in den Daten vorhanden sind, sind diese Rangtests vorzuziehen. Falls aber keine Normalverteilung vorliegt, sondern eine Verteilung mit *heavy tails,* haben Tests nach der Methode 1.1 in der Tabelle die höchste relative Effizienz.

2.6   Weitere Methoden

2.6.1   Vorhandenes

Die bisherigen Ausführungen deuten schon an, daß eine ungeheuer große Vielfalt von Methoden bereits zur Verfügung steht. Das umfangreiche Werk von LIENERT (1973, 1975) erschließt eine Vielzahl von

Methoden für den Anwender. Besonders hingewiesen sei noch auf eine Entwicklung, die wegen ihrer Neuheit noch keinen Niederschlag in den Lehrbüchern finden konnte: Gemeint sind die Methoden zur Prüfung von Unterschieden in der Verlaufsgestalt, wie sie von KRAUTH (1973) sowie IMMICH und SONNEMANN (1974) dargestellt sind.

2.6.2 Lücken

Trotz der geschilderten Vorzüge und der Vielfalt der Verfahren, die auf dem Gebiet der verteilungsfreien Methoden vorhanden sind, sieht sich der Praktiker doch immer wieder veranlaßt, weniger geeignete, nicht verteilungsfreie parametrische Methoden anzuwenden, weil brauchbare verteilungsfreie Methoden fehlen. Das gilt vor allem für drei Aufgabenstellungen:

1. Verteilungsfreie Tests liefern üblicherweise nur Aussagen über die statistische Signifikanz eines Versuchsergebnisses. Eine Maßzahl für den aktuellen Unterschied zwischen den Versuchsverfahren fehlt dann.

2. Auf Wechselwirkungen zu prüfen, ist eine häufige Aufgabe. Meist muß man hierfür aber noch auf parametrische Verfahren zurückgreifen.

3. Multivariate verteilungsfreie Methoden sind bisher kaum erschlossen.

2.7 Zusammenfassung

Rangtests und *rank-scores*-Tests sind robust und lassen sich flexibel der jeweiligen Fragestellung anpassen. Bei Verteilungen mit *heavy tails* sowie bei Mischverteilungen ist ihre Macht höher als die der klassischen Tests.

Der Anwendung der Rangtests und der *rank-scores*-Tests als Untermenge der verteilungsunabhängigen Tests steht im Wege, daß einige Ansprüche an Auswertungsmethoden durch diese Tests nicht ausreichend befriedigt werden:

1. *Lageschätzer* stehen nicht in praktikabler Form zur Verfügung.

2. Die Methoden zur Prüfung auf *Wechselwirkungen* sind bisher nicht anwendungsreif.

3.   Die Methoden zur Prüfung *multivariater* Daten sind bisher
     praxisfern geblieben.

Daher ist es das Ziel der folgenden Arbeiten, Anwendungen der Rangtests auf dem Gesamtgebiet der kontrollierten therapeutischen Versuche zu ermöglichen.

3.   Bestimmung des Lageunterschiedes zweier Stichproben
        anhand des WILCOXON-MANN-WHITNEY-Tests

3.1   Zwei bekannte Schätzer

Zwei verschiedene Wege der Beschreibung von Lageunterschieden zwischen zwei (oder mehr) Stichproben sind zu unterscheiden:

Beim einen strebt man eine Aussage an, bei der die Verschiebung auf
der Skala der ursprünglichen Meßgröße angegeben wird. Gemessen worden sei z.B. ein Gewicht in Gramm. Dann wäre die gewünschte Aussage-
form: Eine bestimmte Behandlung hat eine Gewichtszunahme um einige
Gramm zur Folge. Voraussetzung für eine solche Angabe ist, daß die zugrundegelegten Beobachtungsdaten auf der Basis einer metrischen Skala (Intervallskala, Proportionalskala) gewonnen wurden.

Zum anderen kann man eine Aussage im Wahrscheinlichkeitsmaß anstreben, um zu beschreiben, wie groß die Chance ist, bei einer der Behandlungen "günstiger dran" zu sein, wenn man vor der Wahl stünde.
In diesem Falle reicht eine Ordinalskala aus.

Für beide Aussageziele gibt es Schätzer, die auf der Theorie der Normalverteilung von Beobachtungswerten basieren und solche, die diese
Theorie nicht voraussetzen.

Der natürliche mit dem WILCOXON-MANN-WHITNEY-Test zugeordnete Schätzer für das Ausmaß der stochastischen Überlegenheit einer X-Popula-
tion über eine Y-Population ist die Größe $p = P(X > Y) : \hat{p} = U/mn$
(siehe hierzu auch Kapitel 2). Dieser Schätzer nimmt genau dann
einen bestimmten Wert, nämlich 1/2 an, wenn die aktuelle Testgröße
des Tests gleich ihrem Erwartungswert ist. Bei gleichbleibenden
Stichprobenumfängen erhöht sich der Wert dieses Schätzers, wenn die
Testgröße wächst und umgekehrt. Diese beiden Eigenschaften, nämlich
der bestimmte Wert, wenn die Testgröße den Erwartungswert unter der
Voraussetzung ihrer Nullhypothese annimmt, und die Veränderung in Abhängigkeit von der Änderung der Testgröße, werden von einem Schätzer
verlangt, um ihn einem Test zuzuordnen.

Der Schätzer für die stochastische Überlegenheit ist auch für medizinische Zwecke in vielen Fällen nicht nur ausreichend, sondern auch
von anschaulichem Wert. Dabei handelt es sich um ein Maß für die
Wahrscheinlichkeit, im Einzelfall günstigere Resultate mit einer der

Therapieformen, die zur Wahl stehen, zu erhalten. Wenn der Therapieerfolg z.B. in der Veränderung eines blutchemischen Wertes gemessen wird, so ist im allgemeinen die Angabe, um wieviele Einheiten dieser Konzentration *der Gesundheitszustand* verändert worden ist, von vergleichsweise geringem Interesse, da blutchemische Werte zumeist indirekte Messungen des Gesundheitszustandes sind.

Trotzdem ist häufig der Wunsch berechtigt, den Lageunterschied zwischen zwei Stichproben in den Einheiten der Skala der zugrunde liegenden Messung auszudrücken. Das ist dann der Fall, wenn auf der Basis einer metrischen Skala eine reine Verschiebungsalternative vorliegt.

Der dem t-Test zugeordnete Schätzer für den Unterschied zweier Stichproben ist

$$\Delta^* = \bar{x} - \bar{y} \quad ,$$

wobei $\bar{x}$ und $\bar{y}$ die Mittelwerte der ersten und zweiten Stichprobe sind. Dieser Schätzer hat in Beziehung zum t-Test die erwähnten notwendigen Eigenschaften. Darüber hinaus gilt: Zieht man von jedem Wert der X-Stichprobe die Größe Δ^* ab und führt danach den t-Test durch, so erhält man genau den Erwartungswert der t-Statistik bei gültiger Nullhypothese.

Seit HODGES und LEHMANN (1963) ist der dem WILCOXON-MANN-WHITNEY-Test zuzuordnende Schätzer für eine Verschiebung der Verteilung bekannt. Er hat mit Bezug auf diesen Test dieselben Eigenschaften wie der Schätzer Δ^* in Bezug auf den t-Test. Dieser Schätzer ist der Median aller Differenzen $(x_i - y_j)$:

$$\Delta = \text{med} \ (x_i - y_j)$$

$$\text{med} \ (.) \ : \text{Median}$$

x_i: Beobachtungswerte innerhalb der
    1. Stichprobe, $i = 1,2,\ldots,n$
y_j: Beobachtungswerte innerhalb der
    2. Stichprobe, $j = 1,2,\ldots,m$.

Man muß demnach alle möglichen paarweisen Differenzen zwischen den beiden Stichproben bilden und erhält dann $n \cdot m$ Differenzen. Der Median dieser Differenzen ist der HODGES-LEHMANN-Zweistichprobenschätzer.

Die Bestimmung des HODGES-LEHMANN-Schätzers entsprechend der angegebenen Formel ist schon bei mittleren Stichprobenumfängen zeitraubend. Häufig behilft man sich mit der nicht zum WILCOXON-MANN-WHITNEY-, sondern zum t-Test gehörigen Mittelwertsdifferenz oder der Differenz

der Stichprobenmediane. Diese Maße sind aber irreführend, denn sie
zeigen manchmal Unterschiede an, auf die der WILCOXON-MANN-WHITNEY-
Test nicht anspricht und umgekehrt.

3.2 Algorithmen zur einfacheren Bestimmung des HODGES-LEHMANN-Schätzers

Auch die steigende Anwendung der EDV im Bereich der Statistik konnte
bisher den HODGES-LEHMANN-Schätzer nicht populär machen. Programme
zu seiner Bestimmung scheint es nicht zu geben. Die Bestimmung aller
Differenzen entsprechend der Definitionsgleichung ist zu speicher-
und auch zu zeitaufwendig. Die anschließende Bestimmung des Medians
durch Sortieren aller Differenzen und Auffinden des mittleren Wertes
braucht auch bei Anwendung moderner Sortieralgorithmen weitere Rechenzeit und Speicherplatz.

Eine Reihe von Methoden zur einfacheren Bestimmung des HODGES-LEHMANN-
Schätzers, die nicht ganz das Niveau von formalisierten Algorithmen
erreichen, werden in der Literatur beschrieben. Eine graphische Methode geht auf MOSES (1964) zurück; eine numerische Technik gab
gleichzeitig HØYLAND (1964) im Anschluß an HODGES und LEHMANN (1963)
an.

3.2.1 Die graphische Methode von MOSES

Der beste Weg zum intuitiven Verständnis der Verbindung zwischen
WILCOXON-MANN-WHITNEY-Test und HODGES-LEHMANN-Schätzer führt über
eine graphische Methode, die von MOSES (1964) beschrieben worden ist
und seitdem auch in Lehrbücher Eingang gefunden hat (z.B. HOLLANDER
und WOLFE, 1973, S. 80).

Im rechtwinkligen Koordinatensystem mit den Achsenbezeichnungen x
und y liegen alle Punkte, für welche die Differenz zwischen x und
y Null ist, auf der Geraden $y = x$, also der Winkelhalbierenden im
ersten und dritten Quadranten (s. Abb. 3.2.1.1). Wenn man jetzt die
Stichprobenwerte der X- und Y-Stichprobe auf die entsprechenden Achsen einträgt, kann man sich das Punktgitter der Abbildung konstruieren. Oberhalb der Geraden $y = x$ liegen alle Punkte, für welche die
Differenz $x_i - y_j$ kleiner als Null ist, und unterhalb liegen alle
Punkte, für welche die Differenz größer als Null ist. Die Anzahl der
Punkte unterhalb der Geraden ist also gleich der MANN-WHITNEY-Testgröße U, und der Schätzer für $P(X > Y)$ ergibt sich ganz natürlich

als Quotient aus dieser Anzahl und der Gesamtzahl der Punkte. Der HODGES-LEHMANN-Schätzer ist zu finden, indem man die Gerade y = x solange verschiebt, bis die Hälfte der Punkte oberhalb und die andere Hälfte der Punkte unterhalb der Geraden liegt. Entsprechend den allgemein gebräuchlichen Regeln zur Bestimmung des Medians geht diese Gerade durch einen der Punkte, falls die Anzahl der Punkte ungerade ist (das ist nur dann der Fall, wenn sowohl m als auch n ungerade sind).

Wenn die Anzahl der Punkte geradzahlig ist, dann legt man die Gerade so, daß der Abstand zum nächsten Punkt unterhalb und oberhalb der Geraden gleich groß ist. Der Schnittpunkt der so gefundenen Parallelen zur Winkelhalbierenden der Achsen mit der x-Achse entspricht dem HODGES-LEHMANN-Schätzer.

Der größte Vorzug dieser Methode ist ihre Anschaulichkeit. Bei größeren Stichprobenumfängen wird jedoch das Abzählen, wie auch das Zeichnen dieser Punkte sehr mühsam. Durch das Zeichnen der m·n Punkte erspart man sich jedoch das Berechnen von m·n Differenzen.

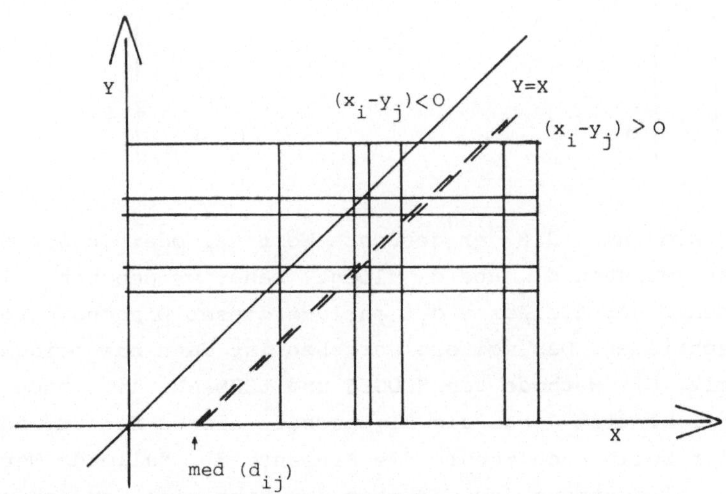

<u>Abb. 3.2.1.1 :</u> Graphische Bestimmungsmethode für den
HODGES-LEHMANN-Schätzer nach MOSES.

3.2.2 Die Methoden von HODGES und LEHMANN und die Methode von HØYLAND

Die beiden Methoden erlauben Einsparungen bei der Anzahl der berechneten Differenzen. Sie werden hier nur in ihren Grundgedanken geschildert, weil diese Grundgedanken zur Entwicklung eines Algorithmus führen. Sie gehen von einer nur virtuellen Matrix aller Differenzen

$$d_{ij} = x^{(i)} - y^{(j)}$$

aus. Man denkt sich die Werte der Stichproben $x^{(i)}$ und $y^{(j)}$, $i = 1,\ldots,n$, $j = 1,\ldots,m$ in aufsteigender Reihenfolge sortiert:

$$x^{(i)} \leq x^{(i+1)} \quad \text{bzw.} \quad y^{(j)} \leq y^{(j+1)} \quad .$$

Die Matrix D mit den Dimensionen $n \times m$ der Differenzen d_{ij} sieht folgendermaßen aus:

	y_1	y_2		y_j		y_m
x_1	d_{11}	d_{12}	$\cdots$	d_{1j}	$\cdots$	d_{1m}
x_2	d_{21}	$\cdot$		$\cdot$		$\cdot$
$\cdot$	$\cdot$	$\cdot$		$\cdot$		$\cdot$
$\cdot$	$\cdot$	$\cdot$		$\cdot$		$\cdot$
$\cdot$	$\cdot$	$\cdot$		$\cdot$		$\cdot$
x_i	d_{i1}	$\cdot$	$\cdots$	d_{ij}	$\cdots$	d_{im}
$\cdot$	$\cdot$	$\cdot$		$\cdot$		$\cdot$
$\cdot$	$\cdot$	$\cdot$		$\cdot$		$\cdot$
$\cdot$	$\cdot$	$\cdot$		$\cdot$		$\cdot$
x_n	d_{n1}	$\cdot$	$\cdots$	$\cdot$	$\cdots$	d_{nm}

Man geht nun davon aus, daß der gesuchte Wert auf oder in der Nähe der Diagonalen zwischen d_{11} und d_{nm} liegt. Daher werden von beiden Methoden zunächst nur die Werte d_{ij} entlang dieser Diagonale berechnet und angeschrieben. Das weitere Vorgehen ist dann bei beiden Methoden intuitiv. Die Methode von HODGES und LEHMANN, zit. nach LEHMANN (1975), benutzt dabei die Eigenschaft dieser Matrix, daß innerhalb jeder Zeile nach rechts die Elemente d_{ij} fallende Werte aufweisen. Der Mindestrang jedes Wertes d ergibt sich demnach unmittelbar aus der Anzahl der Werte d_{ij} rechts dieses Wertes.

HØYLAND (1964) benutzt außerdem noch die Tatsache, daß auch die Werte *oberhalb* jedes Elementes d_{ij} kleiner oder gleich diesem Wert sind. Es gilt $\forall i,j$:

$$d_{ij} \geq d_{ab}$$
$$a = 1,2,\ldots,i$$
$$b = j,j+1,\ldots,m$$

Bei graphischer Darstellung der Matrix D ergibt sich:

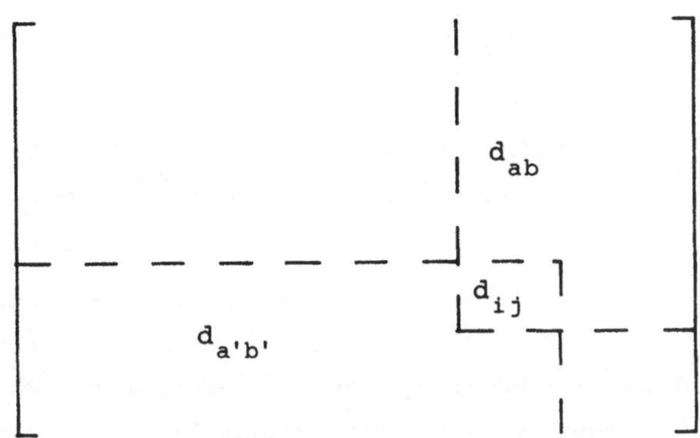

und:

$$d_{ij} \leq d_{a'b'}$$
$$a = i, i+1, \ldots, n$$
$$b = 1,2,\ldots,j$$

damit folgt als *Mindestrang* R von d_{ij}

$$R = i\,(m-j+1) \qquad\qquad (3.2.2.1)$$

Der Median hat den Rang R_m = (mn+1)/2. Wenn m·n eine geradzahlige Größe ist, werden die beiden Werte, deren Rang um 0,5 größer bzw. kleiner ist, gemittelt und als Median angegeben.

3.2.3 Beschreibung eines Algorithmus

Der hier beschriebene Algorithmus basiert auf den Grundgedanken des Algorithmus nach HØYLAND. Im Gegensatz zu HØYLAND wird jedoch nicht der Vektor der Diagonalwerte als Bezugsbasis verwendet. Bei nicht-quadratischen Matrizen ist dieser Vektor nicht eindeutig definiert. Als Startwert benutzt der Algorithmus einen Wert "in der Mitte" der Matrix d_{ij} mit i = n ∕. 2 und j = m ∕. 2, wobei mit dem Zeichen ∕. die ganzzahlige Division ohne Aufrunden gemeint ist.

Der Algorithmus besteht im wesentlichen aus zwei Teilen, nämlich der Berechnung des Ranges einer vorgegebenen Differenz und dem Aufsuchen einer Differenz, die zwischen einer *zu großen* und einer *zu kleinen*

Differenz liegt. Wiederum im Gegensatz zu den bekannten numerischen Methoden ergänzt der *Höchstrang* (R_1) den *Mindestrang* (R_m) .

Gesucht wird ein Wert d_{ij} mit dem Rang

$$R_m = (m \cdot n+1)/2$$
und
$$R_1 = (m \cdot n+2)/2 \quad .$$

Wenn $m \cdot n$ ungeradzahlig ist, so ist $R_m = R_1$. Wenn $m \cdot n$ geradzahlig ist, liegt der Median zwischen zwei Werten mit dem Rang R_m bzw. R_1 .

3.2.3.1 Grobe Bestimmung des Ranges einer Differenz d_{ij}

Zunächst wird der *Mindestrang* von d_{ij} entsprechend Gleichung(3.2.2.1) errechnet. Zu diesem Mindestrang werden dann Zeilen- bzw. Spaltenindizes von Matrixelementen hinzu addiert, die kleiner oder gleich dem Wert von d_{ij} sind, z.B. entsprechend folgender Matrix:

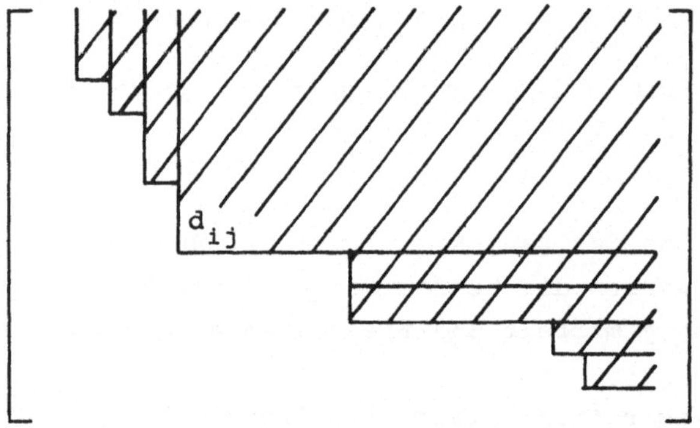

Die Rangbestimmung wird abgebrochen, sobald der berechnete Rang größer als der Rang des Medians ist. In diesem Falle wird d_{ij} als *zu groß* (d_{up}), wenn der Rang kleiner als der gesuchte Rang ist, so wird d_{ij} als *zu klein* (d_{lo}) gespeichert. Wenn der berechnete Rang gleich dem gesuchten Medianrang ist, wird zur Enderoutine verzweigt, in der darüber entschieden wird, ob noch ein Wert mit dem Rang R_1 gesucht werden muß und in der die evtl. erforderliche Mittelung vorgenommen wird.

3.2.3.2 Aufsuchen einer größeren oder kleineren Differenz

Je nachdem, ob im vorhergehenden Schritt ein zu großer Wert d_{up} gespeichert wurde, muß nun jeweils entweder d_{lo} oder d_{up} noch gesucht werden. Zur Bestimmung des Ranges wird jeweils das im letzten Abschnitt beschriebene Verfahren benutzt. Wenn dabei ein etwas kleinerer, aber immer noch zu großer Wert gefunden wird, so wird d_{up} ausgetauscht. Entsprechend wird auch mit einem größeren zu kleinen Wert verfahren.

Wenn ein Wert für sowohl d_{lo} als auch für d_{up} gefunden ist, dann gilt, daß der gesuchte Wert in einem *schmalen Streifen links oben oder rechts unten* zwischen den Werten d_{lo} und d_{up} liegen kann. Ist die vorhergehende Differenz zu klein, dann wird geprüft, ob folgende Bedingungen erfüllt sind:

$$d_{lo} < d_{i,j-1} \ \underline{\text{und}} \ \ d_{up} > d_{i,j-1} \quad .$$

Ist die Ausgangsdifferenz zu groß, so wird entsprechend mit vermindertem Index i gesucht. In analoger Weise wird auch das linke obere Feld durchsucht. Wenn die beiden Bedingungen erfüllt sind, so wird jeweils neu der Rang bestimmt, um dann das weitere Vorgehen danach ausrichten zu können.

Ein Sonderfall tritt auf, wenn mehrere Differenzen gleich dem Median sind. Dann bleibt die Suche einer Zahl, die zwischen d_{lo} und d_{up} liegt, ohne Resultat, die für zu groß erklärte Differenz ist daher der gesuchte Median.

3.2.4 Blockdiagramme

Die Blockdiagramme geben die Feinstruktur des Algorithmus im einzelnen wieder:

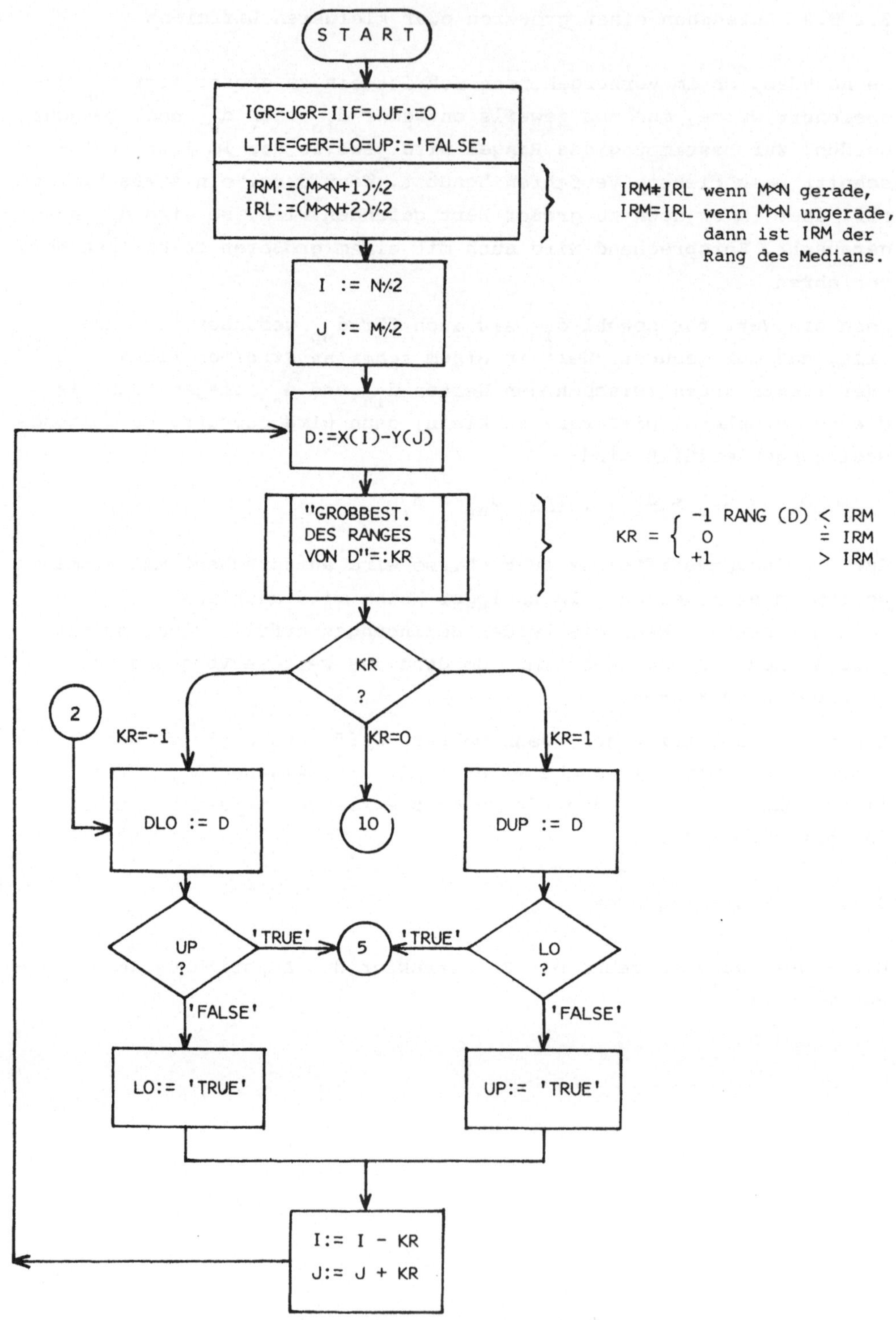
START
IGR=JGR=IIF=JJF:=O
LTIE=GER=LO=UP:='FALSE'
IRM:=(M×N+1)÷2
IRL:=(M×N+2)÷2
IRM≠IRL wenn M×N gerade,
IRM=IRL wenn M×N ungerade,
dann ist IRM der
Rang des Medians.
I := N÷2
J := M÷2
D:=X(I)-Y(J)
"GROBBEST.
DES RANGES
VON D''=:KR
KR = { -1 RANG (D) < IRM
        0   = IRM
       +1   > IRM
KR
?
2
KR=-1
KR=0
KR=1
DLO := D
10
DUP := D
UP
?
'TRUE'
5
'TRUE'
LO
?
'FALSE'
'FALSE'
LO:= 'TRUE'
UP:= 'TRUE'
I:= I - KR
J:= J + KR

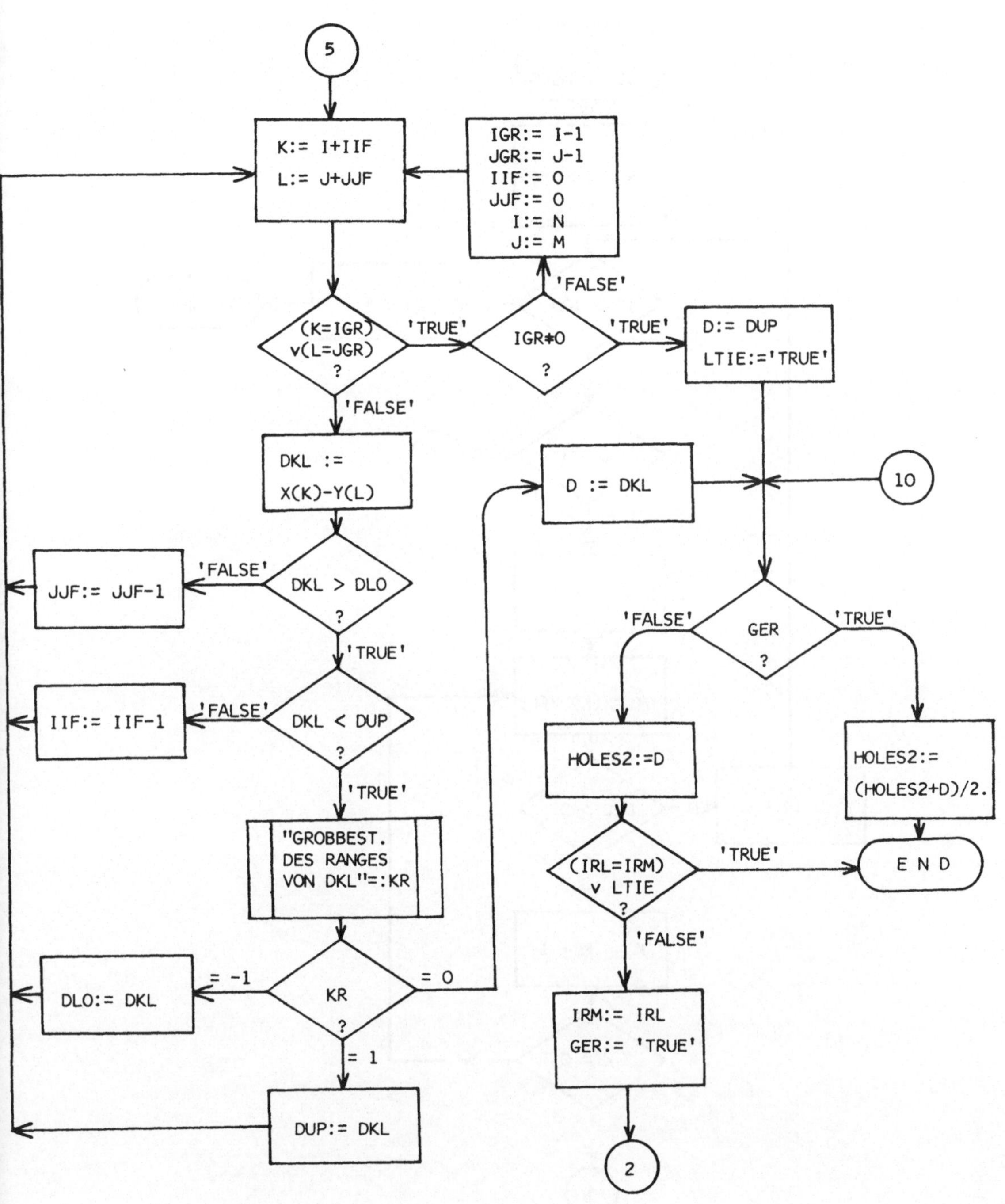
5
K:= I+IIF
L:= J+JJF
IGR:= I-1
JGR:= J-1
IIF:= O
JJF:= O
I:= N
J:= M
'FALSE'
(K=IGR) v(L=JGR) ?
'TRUE'
IGR≠O ?
'TRUE'
D:= DUP
LTIE:='TRUE'
'FALSE'
DKL := X(K)-Y(L)
D := DKL
10
JJF:= JJF-1
'FALSE'
DKL > DLO ?
'TRUE'
IIF:= IIF-1
'FALSE'
DKL < DUP ?
'TRUE'
"GROBBEST. DES RANGES VON DKL"=:KR
'FALSE'
GER ?
'TRUE'
HOLES2:=D
HOLES2:= (HOLES2+D)/2.
DLO:= DKL
= -1
KR ?
= O
(IRL=IRM) v LTIE ?
'TRUE'
E N D
'FALSE'
= 1
DUP:= DKL
IRM:= IRL
GER:= 'TRUE'
2

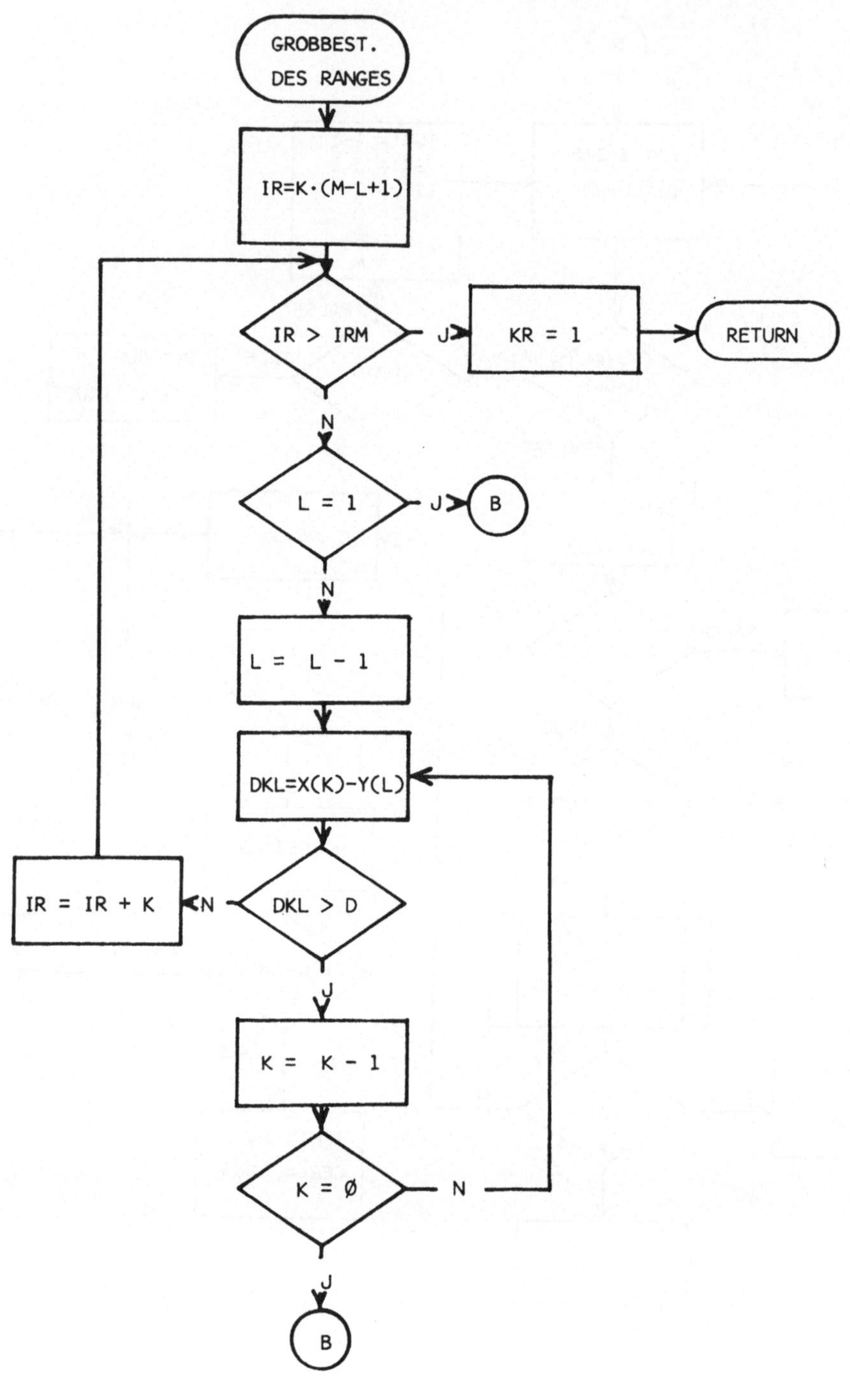

GROBBEST. DES RANGES
IR=K·(M−L+1)
IR > IRM
KR = 1
RETURN
N
L = 1
J
B
N
L = L − 1
DKL=X(K)−Y(L)
IR = IR + K
N
DKL > D
J
K = K − 1
K = Ø
N
J
B

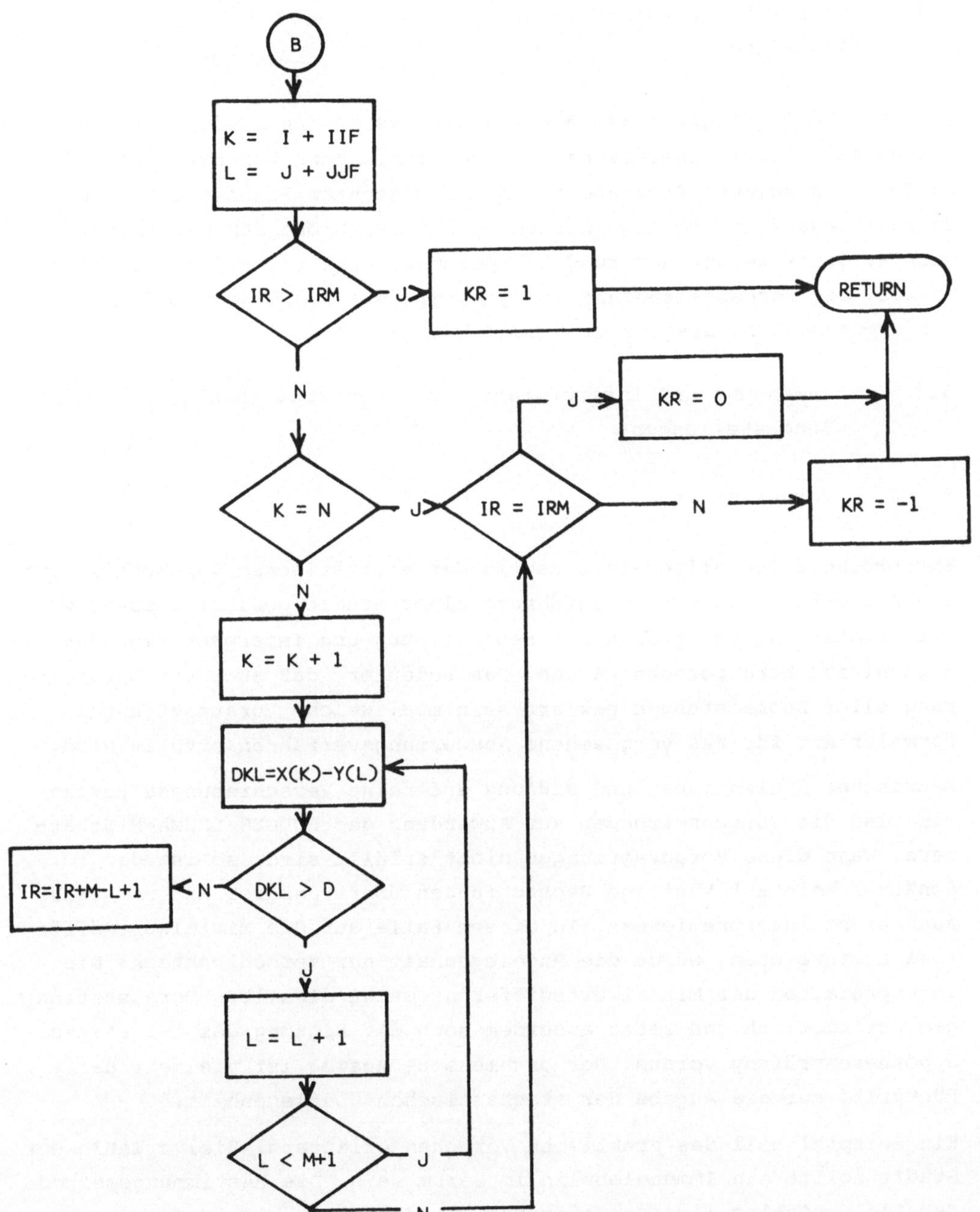

B
K = I + IIF
L = J + JJF
IR > IRM
J
KR = 1
RETURN
N
KR = 0
K = N
J
IR = IRM
N
KR = -1
N
K = K + 1
DKL=X(K)-Y(L)
IR=IR+M-L+1
N
DKL > D
J
L = L + 1
L < M+1
J
N

3.2.5 Eigenschaften eines Programmes zum neuen Algorithmus

Ein FORTRAN IV-Programm als Realisation des in den beiden vorhergehenden Abschnitten beschriebenen Algorithmus kann bei mir angefordert werden. Ein solches Programm hat die erwünschten Eigenschaften: Der Speicherbedarf ist völlig unabhängig von der Größe der Differenzenmatrix. Stets werden nur rund 25 Speicherplätze für Hilfsvariable benötigt. Der Rechenzeitbedarf ist gering, weil die Eigenschaften der Differenzenmatrix ausgenutzt werden können.

3.3 Anwendung und Interpretation bei medizinischen Fragestellungen

3.3.1 Voraussetzungen

Entsprechend den allgemeinen Regeln der statistischen Versuchsplanung und Auswertung muß vor Durchführung einer Studie geklärt werden, welche Schätz- und Testgrößen zur Beschreibung und Interpretation des Ergebnisses herangezogen werden. Das bedeutet, daß auch vor Durchführung aller Beobachtungen geklärt sein muß, welche Voraussetzungen formaler Art für das vorgesehene Auswertungsverfahren erfüllt sind.

Metrisches Skalenniveau und Prüfung auf reine Verschiebungsalternativen sind die Voraussetzungen zur Anwendung des HODGES-LEHMANN-Schätzers. Wenn diese Voraussetzungen nicht erfüllt sind, so ist der Schätzer kein auf künftige Beobachtungen übertragbares Maß und daher auch nicht interpretierbar. In diesem Falle auf die Mittelwertsdifferenz auszuweichen, würde die Angelegenheit nur verschlechtern: Die Interpretation der Mittelwertsdifferenz macht dieselben Voraussetzungen erforderlich und setzt außerdem noch die Eignung des t-Tests zur Hypothesenprüfung voraus. Der angemessene Ausweg ist vielmehr der Rückgriff auf die Angabe der stochastischen Überlegenheit.

Ein Beispiel soll das praktische Vorgehen erläutern: Zielvariable der Studie sollte ein Immunglobulin im Serum sein. Die Bestimmungsmethode der Zielvariablen lieferte offenbar Daten auf dem Meßniveau einer metrischen Skala. Eine indirekte Fragestellung lag nicht vor, so daß also die erste Voraussetzung für die Anwendung des HODGES-LEHMANN-Schätzers erfüllt ist.

Welcher Art von Veränderung die Zielvariable durch die Versuchsbedingungen unterworfen wird, war zunächst nicht bekannt. Die Ergebnisse eines älteren Versuchs konnten jedoch als Informationsquelle herangezogen werden [x]. Dabei waren drei verschiedene Verfahren anhand dieser Zielvariablen miteinander verglichen worden. Die Summenhäufigkeitskurven können Abb. 3.3.1.1 entnommen werden. Wenn Verschiebungsalternativen vorliegen würden, wäre zu erwarten, daß die Abstände zwischen den Kurven, abgesehen von zufälligen Schwankungen, bei kleinen und großen Werten gleichgroß sind. Das ist offenbar hier nicht der Fall. Die Verteilungen scheinen bei kleinen Werten nicht gegeneinander verschoben und haben bei höheren Werten einen zunehmenden Abstand. Das ist ein Verhalten, wie es den LEHMANN-Alternativen entspricht. Für die Versuchsplanung wurde daher entschieden, daß die Voraussetzungen für die Anwendung des HODGES-LEHMANN-Schätzers nicht erfüllt seien. Die Anwendung des Schätzers für die stochastische Überlegenheit wurde dann auch als anschauliches Maß akzeptiert.

3.3.2   Robustheit

Der HODGES-LEHMANN-Schätzer ist im Gegensatz zur Mittelwertsdifferenz ein robuster Schätzer für die Verschiebung zwischen zwei Grundgesamtheiten. Das bedeutet, daß er nicht oder nur in geringem Ausmaß durch extreme Werte einer Verteilung beeinflußt wird. Diese Eigenschaft ist ohne weiteres anschaulich klar, wenn man die Abbildung im Abschnitt 3.2.1 betrachtet. Eine beliebige Verschiebung des größten x-Wertes nach rechts hätte demnach keinerlei Einfluß auf den HODGES-LEHMANN-Schätzer. Da wir aber in der Medizin sehr häufig kontaminierte Verteilungen und Verteilungen mit *heavy tails* haben, ist diese Eigenschaft von praktischem Nutzen.

3.3.3   Darstellung von Versuchsergebnissen

Wenn die Anwendung des HODGES-LEHMANN-Schätzers gerechtfertigt ist, sollte er dazu benutzt werden, die Stichprobenlageunterschiede zu beschreiben. Er sollte dann als *mittlere Verschiebung* der Novumverteilung gegenüber den Kontrollverteilungen oder der Kontrollverteilung angegeben werden. Die Basis der Verschiebung ist die Verteilung der

---

[x] Ich danke Herrn cand.med. A. MUNDINGER für die Überlassung der Daten.

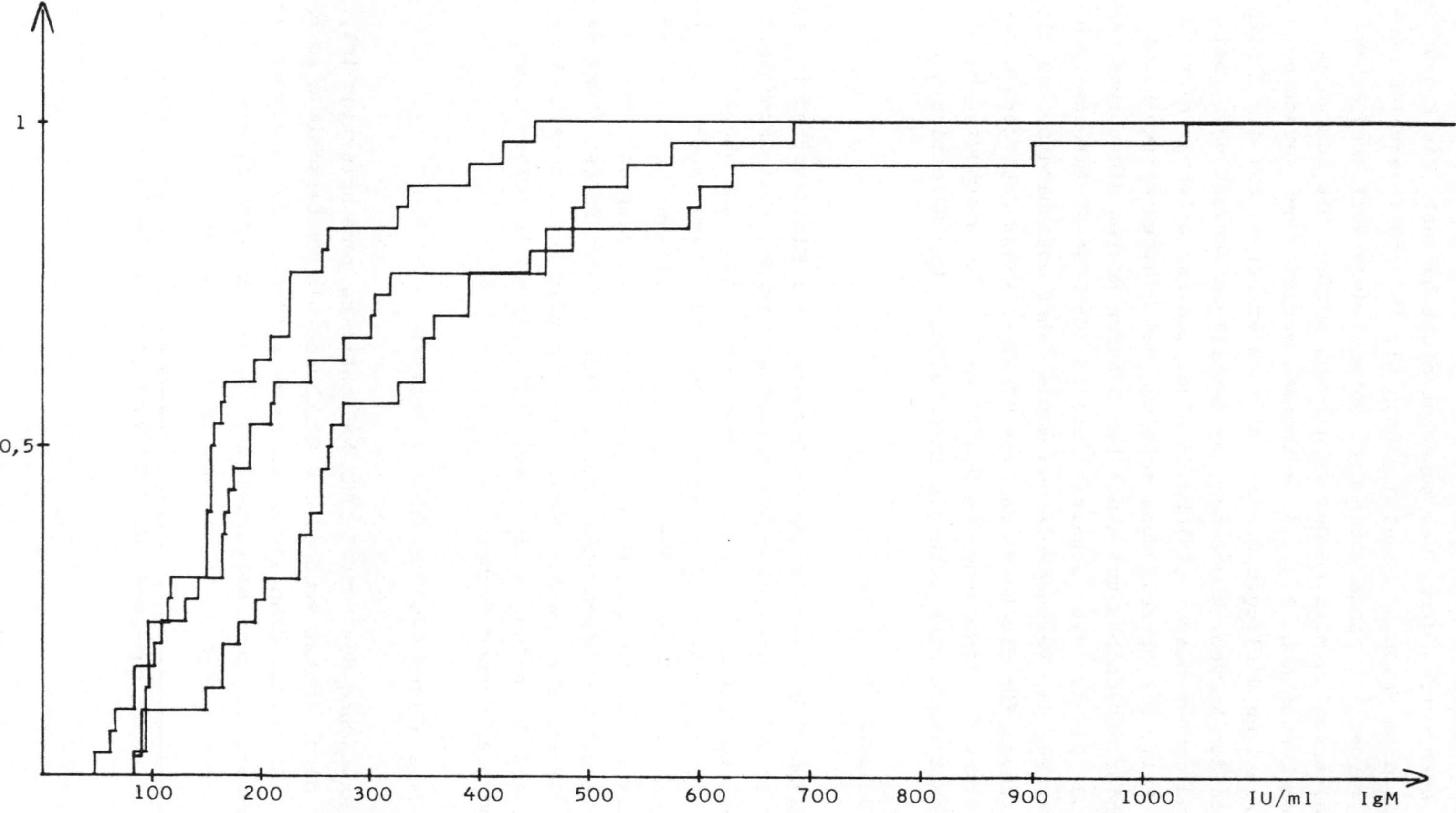

Abb. 3.3.1.1 : Summenhäufigkeitsdarstellung (relativ).

Kontrollen, d.h. die Verteilung unter Standardtherapie oder Placebo. Diese Verteilung kann durch Angabe des größten und kleinsten Wertes, des Medians und der Quantile beschrieben werden.

Ein brauchbarer Abschlußbericht einer fiktiven kontrollierten therapeutischen Studie könnte so lauten:

"Anhand des WILCOXON-MANN-WHITNEY-Tests ließ sich die Hypothese der Gleichheit der Wirkung von Novum und Standard auf dem 1%-Niveau zurückweisen. Die Beobachtungswerte der Zielvariablen schwanken bei der mit dem Standard behandelten Patientengruppe zwischen 122 und 156 Einheiten um einen *mittleren Wert* (Median) von 131. Oberhalb und unterhalb der Werte 129,5 und 141 (Quartile) lag jeweils ein Viertel der Ergebnisse. Die Verteilung der Resultate unter der Novum-Therapie zeigte eine mittlere Erhöhung gegenüber der Standard-Therapie (HODGES-LEHMANN) um 30 Einheiten."

3.4 Zusammenfassung

Der HODGES-LEHMANN-Zwei-Stichprobenschätzer ist ein mit dem WILCOXON-MANN-WHITNEY-Test verbundener Lageschätzer. Er schätzt das Ausmaß des Unterschiedes zwischen zwei Prüfverfahren. Voraussetzung für seine sinnvolle Anwendung ist, daß Meßwerte anhand einer metrischen Skala erhoben werden, und daß keine nennenswerten Unterschiede der Verteilungsform durch die Prüfverfahren hervorgerufen werden.

Die bisher bekannten Methoden zur Gewinnung des HODGES-LEHMANN-Schätzers sind sehr zeitaufwendig und haben bei Durchführung am Computer einen Zwischenspeicherbedarf, der zumindest mit dem Produkt der beiden Stichprobenumfänge wächst. Die neu vorgeschlagene Bestimmungsmethode dagegen benötigt weniger Rechenzeit und hat einen geringen, vom Stichprobenumfang unabhängigen Speicherbedarf.

4.   Wechselwirkungen, kontrollierte therapeutische
        Studien und Rangtests

4.1   Problemstellung

Zunächst werden wir anhand eigener Beispiele eine Problemstellung dis-
kutieren, die Ähnlichkeit mit der varianzanalytischen Definition der
Wechselwirkung hat: die Prüfung einer einzigen Therapieform unter verschiedenen Voraussetzungen. Wir werden untersuchen, welche sachlichen
Voraussetzungen bestehen, und welche Fragestellung daher überhaupt
sinnvoll ist. Daraus ergibt sich die Begründung für eine neue Möglichkeit der Versuchsplanung und Auswertung.

Ab Abschnitt 4.4 untersuchen wir dann den klinisch-medizinischen Wechselwirkungsbegriff, der sich auf mehrere verabreichte Stoffe oder Therapieformen bei gleichzeitiger Anwendung bezieht. Dabei erweist sich
der varianzanalytische Wechselwirkungsbegriff als gänzlich ungeeignet.

4.1.1   Erstes Beispiel

Ein neues Medikament, das zur Therapie schwerer peripherer arteriel-
ler Durchblutungsstörungen geeignet schien, sollte in einer kontrollierten therapeutischen Untersuchung geprüft werden. Ein indirektes
Kriterium für die Beurteilung eines solchen Medikaments ist der
Cholesterinspiegel im Blut. Zwei erfahrene Ärzte boten sich für die
Durchführung dieser Studie an, der eine in Hamburg und der andere in
Linz. In Hamburg wurden 16 Patienten behandelt, die Hälfte davon mit
dem neuen Präparat, in Linz 10 Patienten, davon ebenfalls die Hälfte
mit dem neuen Präparat. Alle Hamburger Patienten waren bettlägerig,
während die Linzer Patienten trotz starker Schmerzen nur ambulant
behandelt wurden und selbständig in die Arztpraxis kamen.

Die Zielvariable der Studie ist die Konzentration von Cholesterin im
Blut. Es gibt dabei zwei *Einflußfaktoren* im Sinne der varianzanalytischen Versuchsplanung, nämlich erstens die Behandlung mit den Stufen
Novum und *Kontrollbehandlung* und zweitens den Einfluß der beiden Be-
handlungsorte mit ihren unterschiedlichen Gegebenheiten. Oberfläch-
lich betrachtet spricht in solch einem Fall alles für eine zweifache
Varianzanalyse mit zwei Stufen je Faktor.

Nach Untersuchungen an sehr großen Stichproben ist aber der Cholesterinspiegel im Blut ein Merkmal, das durchaus nicht als normalverteilt
gelten kann. Die Verteilung ist so, daß eine Tranformation wenig aus-

sichtsreich erscheint. Damit ist die Verteilungsvoraussetzung der
Varianzanalyse verletzt. Man könnte nun darauf bauen, daß eine sol-
che Verletzung zumeist nicht zu schwerwiegenden Verfälschungen des
Resultates führt. Aber kann die Varianzanalyse mit ihrer Prüfung auf
Verschiebungsalternativen (s.Kapitel 2.4.1) überhaupt die richtige
Frage beantworten? Diese Frage muß in Teilfragen zerlegt werden.

Zunächst ist zu untersuchen, welche Wirkung das Medikament auf diese
Zielvariable hat: Nach Versuchen an Tieren mit dem neuen Medikament
und nach Literaturangaben über Versuche mit anderen Medikamenten
konnte man vermuten, daß es unter einer Behandlung sowohl zu einer
Senkung des Zentralbereichs der Verteilung kommt als auch zu einer
Reduktion der Streuung, und zwar in dem Sinne, daß hohe Werte offenbar stärker beeinflußt werden als Werte, die schon in der Nähe der
Norm sind. Normale Werte scheinen überhaupt nicht verändert zu werden. Das spräche dafür, daß das allgemeine lineare Modell nicht gerade sehr angemessen ist. Vielleicht ließe sich diese Situation eher
durch das Modell der LEHMANN-Alternativen beschreiben. Wie dem aber
auch sei: Als Patient und als Arzt, der dem Patienten verpflichtet
ist, möchte man nicht eigentlich den Mittelwert verändern, wenn der
einzelne Patient davon garnichts hat. Dagegen würde ein Medikament,
das zu stochastisch günstigeren Ergebnissen führt, immer bevorzugt.
Das ist nun aber genau die Fragestellung des WILCOXON-MANN-WHITNEY-
Tests.

Steht schon der erwartete Einfluß des ersten Faktors im Widerspruch
zu den Annahmen der Varianzanalyse, so gilt das in verstärktem Maße
für den erwarteten Einfluß des zweiten Faktors, nämlich des Ortes
der Behandlung: Die Blutseren werden an Ort und Stelle im jeweiligen
Labor bearbeitet. Diese Labormethoden sind aber beim besten Willen
nicht streng standardisierbar. Die Einheit der Meßskalen ist zwar ungefähr gleich, aber eben nur ungefähr gleich. Man kann sogar davon
ausgehen, daß man keine einwandfrei lineare Beziehung für die Ergebnisse von Standardseren zwischen den beiden Labors erhalten würde.
Das hieße, daß die Skala, anhand derer die Zielvariable gemessen
wird, nur Ordinalskalenniveau erreicht. Außerdem ist die Cholesterin-
konzentration im Serum allenfalls ein indirektes Maß für die Heilungs-
aussichten der Patienten. Auch diese Überlegung spricht dafür, daß
man ein metrisches Skalenniveau nicht annehmen kann. Damit sind alle
Voraussetzungen für die Anwendung der Varianzanalyse - die Normalverteilung, die Verschiebungsalternative und auch die metrische Skala
- zumindest sehr stark in Zweifel gezogen.

Trotz alledem möchte man nun aber wissen, ob die Wirkung des neuen
Medikaments unter den Bedingungen in Hamburg und in Linz, also bei
ambulanter und stationärer Behandlung und bei einer Bevölkerung, die
sich in vielen Körpermerkmalen deutlich unterscheiden läßt, gleich-
artig ist. Es besteht eine Randomisationsbeschränkung: Nur innerhalb
der Gruppe der Hamburger oder Linzer Patienten wird die Therapie zufällig zugeteilt, die Gruppenzuteilung ist dagegen vorgegeben. Man
könnte so sagen: Man möchte wissen, ob ein WILCOXON-MANN-WHITNEY-Test
innerhalb der Schicht der Hamburger Patienten zum selben Resultat
führt wie innerhalb der Linzer Patientengruppe. Wenn das nicht der
Fall wäre, so könnte man das Medikament jedenfalls nicht unbesehen
in Kliniken, die anderswo liegen und die eine andere Patientenschaft
haben, zur Anwendung empfehlen.

Die Ergebnisse des Versuchs werden in Tabelle 4.1.1.1 dargestellt.

4.1.2   Zweites Beispiel

Eine neue pharmazeutische Formulierung eines bekannten lipoidsenken-
den Medikamentes sollte hinsichtlich ihrer Wirksamkeit geprüft werden. In die Studie wurden von einem Stichtag an 60 Patienten einer
internistischen Ambulanz auslesefrei aufgenommen, sofern sie eine
als behandlungsbedürftig eingestufte Hyperlipidämie aufwiesen. Unter
Einhaltung strenger Doppelblindbedingungen wurden die Patienten entweder mit Placebo oder mit der neuen Formulierung des Medikamentes
behandelt. Am Ende einer dreimonatigen Beobachtungszeit wurde bei den
Patienten als Erfolgskriterium die Konzentration der Triglyceride im
Blutserum bestimmt. Ausgeschlossen waren dabei die Patienten, die angaben, das Medikament versehentlich nur unregelmäßig eingenommen zu
haben. Der Versuch war nun dadurch kompliziert, daß erwartungsgemäß
ungefähr die Hälfte aller in Frage kommenden Patienten an pectangi-
nösen Beschwerden litt. Solche Patienten erhalten normalerweise
gleichzeitig eine entsprechende Zusatztherapie und gelten wegen des
größeren "Leidensdrucks" als zuverlässigere "Tablettenschlucker".
Der erste Faktor tritt also in den Stufen "Placebo" und "Verum", der
zweite Faktor in den Stufen "ohne Stenokardie" und "mit Stenokardie"
auf. Es sollte nun geprüft werden, ob sich zwischen den beiden diagnostischen Gruppen (Schichten) Unterschiede in der Wirksamkeit der Behandlung erkennen lassen. Im klassischen Fall des linearen Modells
kommt dies der Frage nach der Wechselwirkung in einem verallgemeinerten Blockplan gleich. Da aber Blutfette einer extrem schiefen Vertei-

Tabelle 4.1.1.1: Versuchsergebnisse und U-Tests
zum Beispiel 1

Cholesterin im Serum

Ort	Stichprobe		
	A	R	
H	200	197	
	205	205	
	207	212	
	210	225	
	210	228	
	230	235	
	240	246	
	240	264	$U = 25{,}5 \quad \hat{P} = 0{,}398$
L	256	262	
	276	284	
	311	318	
	319	321	
	354	370	$U = 10{,}0 \quad \hat{P} = 0{,}400$

Tabelle 4.1.2.1: Versuchsergebnisse und U-Tests
zum Beispiel 2

Triglyceride im Serum

	Placebo	Verum	
Patienten ohne Stenokardie	75	50	
	77	136	
	95	143	
	100	162	
	110	165	
	110	182	
	116	212	
	117	262	
	149	265	
	188		
	192		$U = 23 \quad \hat{P} = 0{,}232$
Patienten mit Stenokardie	72	74	
	81	97	
	82	119	
	123	158	
	148	168	
	155	213	
	225	243	
	402	262	
		332	$U = 26 \quad \hat{P} = 0{,}361$

lung folgen, sind die Voraussetzungen eines klassischen Tests verletzt; daher kommt nur ein verteilungsfreies Testverfahren in Betracht (Tab. 4.1.2.1).

Den Beispielen ist gemeinsam, daß es sinnvoll ist, die beiden in den Tabellen 1 und 2 angegebenen WILCOXON-MANN-WHITNEY-Tests durchzuführen und dann zu prüfen, ob die Ergebnisse der beiden Tests vergleichbar sind.

Ein Test, der die gestellte Aufgabe zu lösen verspricht, wurde von PATEL und HOEL (1973) vorgeschlagen. Das Verfahren ist aber nur in einer Weise beschrieben, die es für den Praktiker nicht sehr anwendungsfähig macht. Zur Berechnung muß man STIELTJES-Integrale lösen, und ein praktikabler Algorithmus wird nicht angegeben. Außerdem ist der Test in vielen Anwendungsfällen, auch in den hier beschriebenen nicht praktikabel, weil die Stichprobenumfänge pro Zelle ganz unrealistisch groß sein müssen. Innerhalb jeder Zelle benötigt man nämlich mindestens dreißig Beobachtungen, d.h. also im einfachsten Fall einer 2 x 2-Varianzanalyse 120 Patienten.

Es war daher das Ziel, einen Test mit einem praktikablen Algorithmus aufzustellen, der das Resultat von zwei oder mehr WILCOXON-MANN-WHITNEY-Tests miteinander vergleicht, der sich aus Gründen der Einfachheit auf bekannte Prüfverteilungen stützt und somit ein approximativer Test ist. Wichtig ist, daß der Test entsprechend den klinischen Gegebenheiten bei kleinen und vor allem auch bei ungleichen Stichprobenumfängen anwendbar ist.

4.2   Vorgeschlagener Test

4.2.1   Modell

Bei den Beispielen handelt es sich um zweifaktorielle Experimente mit zwei Stufen je Faktor. Wir bezeichnen mit x_{ijk} das Ergebnis des k-ten Versuchs innerhalb der i-ten Stufe des ersten und der j-ten Stufe des zweiten Faktors. Wenn wir ein allgemeines lineares Modell voraussetzen, so gilt

$$x_{ijk} = \mu_{ij} + e_{ijk} \qquad\qquad (4.2.1.1)$$
$$i = 1,2, \quad j = 1,2, \quad k = 1,2,\ldots,n_{ij},$$

wobei μ_{ij} die entsprechenden Effekte und e_{ijk} unabhängige Realisationen einer Zufallsvariablen mit einer von i und j unabhängigen stetigen Verteilungsfunktion F sind.

Dann ist die Größe

$$\gamma = \mu_{11} - \mu_{12} - \mu_{21} + \mu_{22} \qquad (4.2.1.2)$$

ein Maß für die Wechselwirkung.

Nun ist aber sicherlich im ersten wie im zweiten Beispiel die Annahme eines allgemeinen linearen Modells nicht sinnvoll. Die Auswirkungen der Verfahren (treatments) entsprechen nicht reinen Verschiebungsalternativen, nach Erfahrungen mit großen Stichproben eher den LEHMANN-Alternativen.

Daher ist die der Sachlage angemessene Nullhypothese

$$H_{0}' : P(X_{12} \le X_{11}) = P(X_{22} \le X_{21}) \quad ,$$

und ein Vergleich der Erwartungswertdifferenzen wäre schon wegen der vermuteten Ungleichheit der Skalen uninteressant. Wenn aber reine Verschiebungsalternativen auftreten, so sollte der Test in einen Test für H_0 : $\gamma = 0$ übergehen.

4.2.2 Parameterfreier Schätzer für die Wechselwirkung

Nach dem Theorem 2.1 von PATEL und HOEL gilt, daß die folgende Differenz genau dann 0 ist, wenn in Gleichung (4.2.1.2) $\gamma = 0$:

$$\gamma^* = P(X_{12} \le X_{11}) - P(X_{22} \le X_{21}). \qquad (4.2.2.1)$$

Nach dem Theorem 2.2 von PATEL und HOEL gilt das entsprechende auch für die Differenz zwischen den Wahrscheinlichkeiten innerhalb der Spalten:

$$\gamma' = P(X_{21} \le X_{11}) - P(X_{22} \le X_{12}). \qquad (4.2.2.2)$$

Der Schätzer $\hat{P} (A \le B)$ der in (4.2.2.1) und (4.2.2.2) auftretenden Wahrscheinlichkeiten entspricht der mit dem WILCOXON-MANN-WHITNEY-Test verbundenen Größe, nämlich

$$\hat{P}(A \le B) = \frac{U}{mn} = \frac{T-m\ (m+1)/2}{m \cdot n} \qquad (4.2.2.3)$$

wobei U die Testgröße des MANN-WHITNEY-, und T die Rangsumme des WILCOXON-Tests ist, und m und n die entsprechenden Stichprobenumfänge der ersten bzw. der zweiten Stichprobe bedeuten.

$\hat{P}(.)$ ist ein konsistenter, erwartungstreuer und asymptotischer normalverteilter Schätzer.

Nach dem CHERNOFF-SAVAGE-Theorem (1958) gilt

$$\frac{\hat{P}(.) - P(.)}{\sigma} \sim N(0,1) \ ,$$

wenn $n_{i1} > 0$, $n_{i2} > 0$, n_{i1} oder $n_{i2} \to \infty$ und $0 < \sigma < 1$. Dabei muß beachtet werden, daß die Größe σ von P abhängt und 0 wird, wenn P Null oder Eins ist. Demgemäß wird ein Test für $\gamma^* = 0$ unter Verwendung der asymptotisch standardnormalverteilten Testgröße

$$z = \frac{\hat{P}(X_{12} \leq X_{11}) - \hat{P}(X_{22} \leq X_{21})}{\sigma^2_{\hat{P}_1} + \sigma^2_{\hat{P}_2}} \qquad (4.2.2.4)$$

von PATEL und HOEL angegeben, wobei $\sigma^2_{\hat{P}_i}$ die zu den beiden Schätzern für P gehörige Varianz darstellt. Die bei der Durchführung des WILCOXON-MANN-WHITNEY-Tests verwendete Varianzformel ist hierfür ungeeignet, da sie nur unter der Voraussetzung gilt, daß $P = 1/2$. Da wir dies nicht voraussetzen können, müssen wir einen geeigneteren Schätzer verwenden.

Ein konsistenter Schätzer für diese Varianz wird von PATEL und HOEL (1973) angegeben:

$$\hat{\sigma}^2_{\hat{P}_i} = \frac{1}{n_{i1}n_{i2}} \left\{ \int F_{i2} dF_{i1} + (n_{i1}-1) \cdot \int (1-F_{i1})^2 dF_{i2} \right.$$

$$\left. + (n_{i2}-1) \int F_{i2}^2 dF_{i1} - (n_{i1}+n_{i2}-1)(\int F_{i2} dF_{i1})^2 \right\} \ ,$$

$$i = 1,2$$

Mit F_{ij} sind die empirischen Verteilungsfunktionen gemeint. Ein Algorithmus zur Berechnung dieser Varianz wird in der Literatur m.W. nicht angegeben.

Da auch $\hat{P}$ ein erwartungstreuer Schätzer ist, bestand die Hoffnung, daß ein erwartungstreuer Schätzer für $\sigma^2_{\hat{P}_i}$ bessere Eigenschaften haben würde als ein nur konsistenter Schätzer. Daher wurde ein solcher Schätzer gesucht. Er läßt sich unter Verwendung der Methode von GOVINDARAJULU (1968) berechnen*. Man erhält den Ausdruck

---

* Für die Ableitung dieser Formel und Unterstützung bei der Lösung
  der STIELTJES-Integrale danke ich Herrn Dipl.Math. G. WECKESSER.

$$\bar{\sigma}^2_{\hat{P}_i} = \frac{2(n_{i2}-1)}{n_{i1}n_{i2}} \int F_{i1} dF_{i2} + \frac{n_{i1}}{(n_{i1}-1)(n_{i2}-1)} \int F^2_{i1} dF_{i2} -$$

$$- \frac{3n_{i1}n_{i2}+2n^2_{i2}-4n_{i2}-2n_{i1}+2}{n_{i1}n_{i2}(n_{i1}-1)(n_{i2}-1)} \int F_{i1} dF_{i2} +$$

$$+ \frac{n_{i2}}{(n_{i1}-1)(n_{i2}-1)} \int F^2_{i2} dF_{i1} - \frac{n_{i1}+n_{i2}-1}{(n_{i1}-1)(n_{i2}-1)} \left[\int F_{i1} dF_{i2}\right]^2 +$$

$$+ \frac{2(n_{i1}+n_{i2}-1)-n_{i1}n_{i2}}{n_{i1}n_{i2}(n_{i1}-1)}$$

4.2.3 Algorithmus

Für die praktische Berechnung der beiden Varianzschätzer $\hat{\sigma}^2_{\hat{P}_i}$ und $\bar{\sigma}^2_{\hat{P}_i}$ müssen die STIELTJES-Integrale aufgelöst werden.

Man benötigt folgende Definitionen:

$u_{ik}:=$ Anzahl der Paare $(x_{i1k'}, x_{i2k})$, $k'=1,2,\ldots,n_{i1}$, k fest,

$\qquad$ für die gilt: $x_{i1k'} < x_{i2k}$

und

$v_{ik}:=$ Anzahl der Paare $(x_{i1k}, x_{i2k'})$ $k'=1,2,\ldots,n_{i2}$, k fest,

$\qquad$ für die gilt: $x_{i1k} < x_{i2k'}$

Definiert man u_{ik} und v_{ik} derart, so sieht man, daß

$$U_i := \sum_{k=1}^{n_{i2}} u_{ik} \quad,$$

die MANN-WHITNEY-Testgröße, und

$$\sum_{k=1}^{n_{i2}} u_{ik} + \sum_{k=1}^{n_{i1}} v_{ik} = n_{i1}n_{i2}.$$

Man erhält dann für die beiden Schätzer:

$$\hat{\sigma}^2_{\hat{P}_i} = \frac{1}{n_{i1}n_{i2}} \left[(2n_{i2}) \frac{U_i}{n_{i1}n_{i2}} - (n_{i1}+n_{i2}) \frac{U_i^2}{n_{i1}^2 n_{i2}^2} + \right.$$

$$\left. + \frac{1}{n_{i1}n_{i2}} \left(\sum_{k=1}^{n_{i2}} u_{ik}^2 + \sum_{k=1}^{n_{i2}} v_{ik}^2 \right) - n_{12} \right] \qquad (4.2.3.1)$$

$$\bar{\sigma}^2_{\hat{P}_i} = \frac{1}{(n_{i1}-1)(n_{i2}-1)} \left[(2n_{i2}-1) \frac{U_i}{n_{i1}n_{i2}} - (n_{i1}+n_{i2}-1) \frac{U_i^2}{n_{i1}^2 n_{i2}^2} + \right.$$

$$\left. + \frac{1}{n_{i1}n_{i2}} \left(\sum_{k=1}^{n_{i2}} u_{ik}^2 + \sum_{k=1}^{n_{i2}} v_{ik}^2 \right) - n_{i2} \right] \qquad (4.2.3.2)$$

Zur Bestimmung der u_{ik} und v_{ik} werden nach der Definition je $n_{i1}n_{i2}$ Vergleiche erforderlich. Sind die Werte innerhalb jeder Stichprobe in aufsteigender Reihenfolge sortiert, was zu einer extensiven Datenbeschreibung mit z.B. Histogramm oder Verteilungsfunktion, größtem und kleinstem Wert sowie Quantilen ohnehin zweckmäßig ist, so reduziert sich der Aufwand auf etwa die Hälfte.

Die Bestimmung der u_{ik} ist Voraussetzung für die definitionsgemäße Bestimmung der MANN-WHITNEY-Testgröße U_i, wenn man nicht den Umweg über die WILCOXON-Ränge gehen will. Die v_{ik} gewinnt man analog den u_{ik}, wenn man die beiden Stichproben vertauscht.

Wenn die Größe $\hat{P}(.)$ den Wert Null oder Eins annimmt, so nehmen die zugehörigen Varianzschätzer den Wert Null an. Sie verhalten sich also ebenso wie die entsprechenden Parameter der Grundgesamtheit. Sind beide Varianzen Null, so wird demnach ein Test unsinnig. In der Praxis gibt es aber gelegentlich den Fall, daß nur einer der Varianzschätzer Null ist. Dann ist es zweckmäßig, den Test anders zu definieren.

Wenn nur einer der beiden Schätzer $\hat{P} = 0$ oder 1 ist, so prüft man, ob der andere Schätzer von diesem Wert signifikant verschieden ist. Man bildet dann die Testgröße:

$$\frac{\hat{P}_i - 1}{\sigma_{P_i}} \qquad \text{bzw.} \qquad \frac{\hat{P}_i - 0}{\sigma_{P_i}}$$

wobei der Test einseitig durchzuführen ist.

4.2.4. Ergebnisse der beiden Beispiele

Das zweite Beispiel hat im Gegensatz zum ersten ungleiche Stichprobenumfänge innerhalb der Schichten. Es birgt insofern für die Testdurchführung etwas größere Schwierigkeiten. Daher führen wir die einzelnen Schritte in Tabelle 4.2.4 für die erste Schicht des zweiten Beispiels vor.

Die Varianzschätzer erhält man nun durch Einsetzen in (4.2.3.1) bzw. (4.2.3.2). Entsprechend wird die Berechnung für die beiden anderen Stichproben vorgenommen. Die Testgröße erhält man durch Einsetzen in (4.2.2.4).

Die Prüfgröße unter Zugrundelegung des konsistenten Schätzers beträgt im zweiten Beispiel 0,71, unter Zugrundelegung des erwartungstreuen Schätzers 0,685.

Im ersten Beispiel sind die Testresultate sehr klein, nämlich 0,007 unter Zugrundelegung des konsistenten und 0,006 unter Zugrundelegung des erwartungstreuen Varianzschätzers.

Für beide Beispiele läßt sich die Nullhypothese nicht zurückweisen, wenn man davon ausgeht, daß die Prüfgröße unter der Nullhypothese annähernd einer Normalverteilung folgt.

Die Versuchsergebnisse können demgemäß so interpretiert werden, daß die beiden Schichtkriterien die Wirksamkeit der Behandlung nicht beeinflussen.

4.3 Vergleich der Tests mit beiden verschiedenen Varianzschätzern

Der erwartungstreue Varianzschätzer führt für endliche n_{ij} zu niedrigeren Zahlenwerten der Teststatistik. Eine Monte-Carlo-Studie sollte nun darüber Aufschluß geben, ob die Verteilung der Testgröße unter der Nullhypothese bei Anwendung des konsistenten oder des erwartungstreuen Varianzschätzers schneller zur Standardnormalverteilung konvergiert. Außerdem wurden Hinweise auf die Verteilungsform der Testgröße erwartet.

Tabelle 4.2.4: Durchführungsbeispiel des Tests anhand des 2. Beispiels, 1. Schicht (siehe Text)

| | Stichprobe | | u_{1k} | u_{1k}^2 | v_{1k} | v_{1k}^2 |
	1 (Placebo)	2 (Verum)	(Anzahl der Werte in der 2. Stichprobe, die kleiner als der k-te Wert der 1. Stichprobe sind)		(Anzahl der Werte in der 1. Stichprobe, die kleiner als der k-te Wert der 2. Stichprobe sind)	
k = 1	75	50	1	1	0	0
2	77	136	1	1	8	64
3	95	143	1	1	8	64
4	100	162	1	1	9	81
5	110	165	1	1	9	81
6	110	182	1	1	9	81
7	116	212	1	1	11	121
8	117	262	1	1	11	121
9	149	265	3	9	11	121
10	188	–	6	36	–	–
11	192	–	6	36	–	–

$$\sum_{k=1}^{n_1} u_{1k} = U_1 = 23$$

$$U_1^2 = 529$$

$$\Sigma_{1k}^2 = 89$$

$$\sum_{k=1}^{n_2} v_{1k}^2 = 534$$

Es wurden zwei Reihen von Monte-Carlo-Experimenten durchgeführt. Die erste Reihe diente der Überprüfung des Verhaltens der Teststatistik unter der Nullhypothese und die zweite der Überprüfung des Verhaltens unter verschiedenen Alternativen und unter verschiedenen extremen Verteilungsannahmen.

4.3.1 Verteilung der Teststatistik unter der Nullhypothese

In der ersten Versuchsreihe wurden sowohl Experimente unter der Annahme, daß $P(A > B) = 1/2$ als auch daß $P(A > B) \neq 1/2$, jedoch bei den Zeilen oder Spalten des Versuchsplans gleich groß ist, durchgeführt. Das bedeutet, daß zwar *Hauptwirkungen* vorhanden sein können, aber *Wechselwirkungen* nicht vorkommen und die Nullhypothese H_0 des hier besprochenen Tests gilt.

Vergleich bei $P(.) = 1/2$

Die Tabelle 4.3.1.1 gibt die Ergebnisse der Monte-Carlo-Experimente unter H_0 und $P(A > B) = 1/2$ wieder. Für jeden Stichprobenumfang $n_{11} = n_{12} = n_{21} = n_{22} = n$ wurden insgesamt 10 000 Experimente durchgeführt. Verwendet wurden die unabhängigen Pseudozufallszahlen eines Zufallszahlengenerators für eine standardnormalverteilte Zufallsvariable. Entsprechend einer zweiseitigen Fragestellung wurden die Beträge der Testresultate gebildet und die 0,5%-, 1%-, 5%-, 10%- und 30%-Quantile ermittelt. Die Testgröße A wurde unter Benutzung des von PATEL und HOEL angegebenen konsistenten Varianzschätzers gewonnen, während die Testgröße B mit dem erwartungstreuen Varianzschätzer gebildet wurde. Zum Vergleich wurde auch der klassische, auf der Normalverteilungsannahme beruhende Wechselwirkungstest in der Form eines t-Testes mit $4(n-1)$ Freiheitsgraden durchgeführt. Außerdem wurden in die Tabelle 4.3.1.1 die Quantile entsprechender t-Verteilungen und der Standardnormalverteilung aufgenommen.

Die Ergebnisse zeigen, daß die Prüfverteilung unter Zugrundelegung der Nullhypothese beim Test A mit wachsendem n am langsamsten zur Standardnormalverteilung konvergiert. Dann folgen der Test B und der t-Test.

Der Test A liefert, vor allem bei Benutzung der Standardnormalverteilung, frühestens bei Stichprobenumfängen von $n \geq 30$ brauchbare Ergebnisse.

__Tabelle 4.3.1.1 :__   Ergebnisse der Monte-Carlo-Experimente

Stichproben- umfang		Quantile 0.005	0.01	0.05	0.10	0.30
n = 5	A (konsistent)	4.4783	3.8797	2.4568	1.9467	1.1356
	B (erwartungstreu)	4.4313	3.6878	2.3491	1.8490	1.0738
	t_8	3.8325	3.3554	2.3060	1.8595	1.1080
	C (klassisch)	3.2778	2.9649	2.1396	1.7422	1.0874
	t_{16}	3.2520	2.9208	2.1199	1.7459	1.0710
n = 10	A (konsistent)	3.2731	2.9449	2.1326	1.7500	1.0715
	B (erwartungstreu)	3.1893	2.8696	2.0738	1.7011	1.0402
	t_{18}	3.1966	2.8784	2.1009	1.7341	1.0670
	C (klassisch)	2.9800	2.6945	2.0201	1.6766	1.0489
	t_{36}	2.9905	2.7195	2.0281	1.6883	1.0516
n = 20	A (konsistent)	3.0181	2.6949	2.0451	1.6976	1.0740
	B (erwartungstreu)	2.9776	2.6601	2.0201	1.6747	1.0599
	t_{38}	2.9804	2.7116	2.0244	1.6860	1.0508
	C (klassisch)	2.8707	2.6309	2.0048	1.6795	1.0551
	t_{76}	2.8913	2.6421	1.9917	1.6652	1.0436
n = 30	A (konsistent)	2.9107	2.6675	1.9624	1.6504	1.0359
	B (erwartungstreu)	2.8870	2.6453	1.9460	1.6354	1.0271
	t_{58}	2.9184	2.6633	2.0017	1.6716	1.0458
	C (klassisch)	2.8403	2.5590	1.9548	1.6351	1.0221
	t_{116}	2.8618	2.6189	1.9806	1.6581	1.0411
	N(0,1)	2.8070	2.5758	1.9600	1.6449	1.0364

Der Test B ist dagegen bei Zugrundelegung der Standardnormalverteilung und eines zweiseitigen Signifikanzniveaus von $\alpha = 0,05$ anwendbar, wenn $n \geq 20$. Bei kleineren Stichprobenumfängen und höherem Signifikanzniveau bietet es sich an, die dem erwartungstreuen Varianzschätzer entsprechenden Freiheitsgrade für die Wahl einer approxima-
tiven t-Verteilung zugrunde zu legen. Bei Tests auf dem 5%-Niveau
erscheint der Fehler eines solchen Tests durchaus noch als vertret-
bar, wenn $n \geq 5$. Bei Stichprobenumfängen von $n \geq 10$ kann man bereits
auf jedem gängigen Signifikanzniveau testen.

4.3.1.1 Verteilung bei $P(.) \neq 1/2$

Man konnte nun vermuten, daß die Testgrößen A und B unter der Annahme, daß $P(A > B) \neq 1/2$, ein Verhalten zeigen, das nicht vom dargestellten Verhalten abweicht. Diese Vermutung wurde in einigen Zu-
satzexperimenten überprüft.

Zur Erzeugung von Zeilen (oder Spalten) eines 2x2-Versuchsplanes innerhalb derer $P(A > B) \neq 1/2$ ist, wurden zwei verschiedene Methoden
angewendet: Die Methode der Verschiebungsalternativen und die Methode der LEHMANN-Alternativen.

Da es in diesen Experimenten um die Überprüfung der Brauchbarkeit
der Approximation durch t- oder Normalverteilung ging, wurde die
Datensammlung im Vergleich zu den vorhergehenden Experimenten verändert. Es wurde vorausgesetzt, daß eine der Verteilungen die korrekte
Approximation ist und überprüft, wie groß die zufälligen Abweichungen
sind. Einzelheiten der Ergebnisse können der Tab. 4.3.1.1.1 entnommen
werden.

Man kann die Ergebnisse in der Aussage zusammenfassen, daß die gewählten Approximationen sich vorläufig bewähren. Weitere Untersuchungen werden im nächsten Kapitel mitgeteilt, das sich mit einer Reihe
extremer Verteilungen der Daten beschäftigt.

4.3.2 Verteilung der Teststatistik
unter Alternativhypothesen

Gegenstand dieser Untersuchung ist das Verhalten der Testgröße des
hier vorgeschlagenen Wechselwirkungstests beim Vorhandensein von
Wechselwirkungen. Die erforderlichen Monte-Carlo-Experimente sollten
den gesamten Bereich medizinisch relevanter Verteilungen der Zielvariablen eines Versuchs und das Verhalten dieser Variablen unter dem

<u>Tabelle 4.3.1.1.1 :</u>

Anzahl signifikanter Tests bei 1000 Monte-Carlo-Experimenten

Haupteffekt	n	Test	0,005	0,01	0,05	0,1	0,3
Verschiebung um 1,0 σ	10	K	9	15	72	131	245
		EN	7	12	69	123	331
		Et	2	6	51	106	317
		t	6	10	45	102	307
	30	K	2	9	59	113	311
		EN	2	7	57	110	308
		Et	2	6	50	105	304
		t	2	5	51	101	319
Verschiebung um 0,3 σ	10	K	16	25	76	137	331
		EN	15	23	69	127	317
		Et	8	15	56	107	303
		t	9	16	52	106	293
	30	K	3	5	55	107	300
		EN	3	4	54	104	295
		Et	0	4	50	100	290
		t	2	6	53	104	308
Verschiebung um 0,5 σ	10	K	10	23	75	124	307
		EN	6	22	71	110	293
		Et	2	6	53	101	287
		t	1	2	49	92	297
	30	K	9	14	53	109	312
		EN	8	14	49	104	308
		Et	7	13	46	102	302
		t	6	9	54	100	319
LEHMANN-Alternative k = 2	10	K	13	20	62	134	345
		EN	10	14	58	122	334
		Et	4	9	49	91	321
		t	4	7	56	110	320
	30	K	5	10	49	105	289
		EN	5	10	48	102	285
		Et	5	8	46	91	281
		t	5	9	51	99	300
LEHMANN-Alternative k = 4	10	K	12	16	69	123	333
		EN	11	16	66	114	325
		Et	8	11	49	96	307
		t	7	17	52	111	300
	30	K	10	14	66	123	339
		EN	10	13	65	121	334
		Et	9	11	61	113	332
		t	2	17	63	106	328

Versuch abdecken. Was aber ist in diesem Zusammenhang "medizinisch relevant"?

Die Normalverteilung beobachtbarer Variabler ist in der Medizin sicherlich eher die Ausnahme als die Regel. Auch in den beiden Beispielen am Beginn dieses Kapitels wurde davon ausgegangen, daß schiefe Verteilungen vorliegen. In anderen Situationen treten Verteilungen auf, bei denen Extremwerte mit höherer Wahrscheinlichkeit vorkommen, als es bei der Normalverteilung der Fall wäre. Weiterhin muß davon ausgegangen werden, daß häufiger eine Minderzahl der Beobachtungen nicht der eigentlichen intendierten Grundgesamtheit entstammt, sondern z.B. aufgrund einer Fehldiagnose oder aufgrund einer Fehlbestimmung in die Beobachtungsreihe aufgenommen wurde. Dann tritt nämlich häufiger der Fall ein, daß die geprüfte Therapie bei diesen gross-error-Fällen gar nicht wirken kann.

Die Wirkung einer Therapie, die darin besteht, daß die ursprüngliche Verteilung verändert wird, ist darüber hinaus häufig nicht richtig beschrieben, wenn man davon ausgeht, daß eine Verschiebung der Verteilung eintrete. In manchen Fällen tritt keine reine Verschiebung ein, sondern eine Veränderung, die sich an hohen Werten stärker auswirkt als an niedrigen und somit neben einer Verschiebung des Erwartungswertes zu einer Reduktion der Streuung führt. Im Modell können wir in solchen Fällen in erster Näherung LEHMANN-Alternativen zugrunde legen.

Zu jeder der erwähnten Situationen, in denen eine Abweichung von den Grundannahmen der Varianzanalyse vorliegt, wurden nun vergleichende Untersuchungen vorgenommen. Dabei wurden stets die Resultate des Tests mit erwartungstreuem Schätzer und unter Zugrundelegung der Approximation der Verteilung der Prüfgröße durch die t-Verteilung verglichen mit den Resultaten, die man aufgrund der Varianzanalyse bei denselben Monte-Carlo-Experimenten erhält.

4.3.2.1 Verschiebungsalternativen

In den Monte-Carlo-Experimenten zu Verschiebungsalternativen wurde die Wechselwirkung entsprechend folgender Definitionsgleichungen bestimmt:

$$F(X_{11}) = F(X_{22}) = F(X_{12} - \delta) = F(X_{21} - \delta)$$

F(X) ist dabei die Verteilungsfunktion der Zufallsvariablen X. Die Verteilungsfunktionen, die das gesamte Gebiet der medizinisch rele-

vanten Verteilungen abdecken sollten, wurden aus dem Gebiet langschwänziger, schiefer und kontaminierter Verteilungen gewählt. Aus
dem Gebiet langschwänziger Verteilungen, also der Verteilungen mit
erhöhter Wahrscheinlichkeit für Extremwerte, wurde die t_3-Verteilung,
die CAUCHY-Verteilung und eine aus zwei Normalverteilungen zusammen-
gesetzte Verteilung gewählt. Die zuletzt genannte Kombinationsver-
teilung wurde so hergestellt, daß mit einer Wahrscheinlichkeit von
$p = 0,6$ aus der Standardnormalverteilung und $p = 0,4$ aus einer Normalverteilung mit einer dreifachen Standardabweichung gezogen wurde.

Als extrem schiefe Verteilung wurde die χ^2-Verteilung mit drei Freiheitsgraden gewählt.

Als kontaminierte Verteilung soll hier eine Verteilung bezeichnet
werden, bei der mit einer vorgegebenen Wahrscheinlichkeit aus einer
Verteilung Werte gezogen werden, die der oben definierten Verschiebungsalternative folgt, und der Rest der Werte aus einer Verteilung
mit konstantem, also von der Verschiebungsalternative unabhängigem
Mittelwert entnommen wird. Die zweite Verteilung kann man als *gross-
error*-Verteilung bezeichnen. Die Wahrscheinlichkeit, mit der aus der
gross-error-Verteilung gezogen wird, war 0,05 und 0,25. Irgendwo in
diesem Bereich dieser beiden Wahrscheinlichkeiten dürfte auch eine
realistische Fehldiagnosenrate liegen.

4.3.2.2 LEHMANN-Alternativen

Die *Wechselwirkung* unter LEHMANN-Alternativen haben wir in folgender
Weise definiert:

$$F(X_{11}) = F(X_{22}) = F^k(X_{12}) = F^k(X_{21}) \quad .$$

Als Verteilungsfunktionen $F(X)$ wählten wir die Standardnormalverteilung und die χ^2-Verteilung mit drei Freiheitsgraden.

4.3.2.3 Ergebnisse

Die Ergebnisse sind in den Tabellen 4.3.2.2.   im einzelnen dargestellt.

Anhand der Ergebnisse lassen sich einige Aussagen treffen:

Der Test mit erwartungstreuem Schätzer und unter Approximation der
Verteilung der Teststatistik durch die t-Verteilung hat sich bewährt.
Unter den verschiedenen, z.T. sehr extremen Verteilungsannahmen er-

Tabelle 4.3.2.2.1

χ^2_3-Verteilung, LEHMANN-Alternativen k .
Signifikante Tests pro 1000 Monte-Carlo-Experimente:

Stichproben- umfang n_{ij}	α	$k = 1$		$k = 2$	
		Et	t-Test	Et	t-Test
10	0,005	5	3	185	110
	0,01	9	6	255	172
	0,05	43	38	455	378
	0,1	89	93	562	500
	0,3	282	317	781	716
30	0,005	4	3	648	476
	0,01	10	8	715	565
	0,05	51	41	879	762
	0,1	99	94	936	844
	0,3	295	299	982	951

Tabelle 4.3.2.2.2

Normalverteilung, LEHMANN-Alternativen k .

Signifikante Tests pro 1000 Monte-Carlo-Experimente:

Stichproben-umfang n_{ij}	α	k = 1		k = 2		k = 4	
		Et	t-Test	Et	t-Test	Et	t-Test
10	0,005	4	1	161	182	773	805
	0,01	6	6	234	250	827	863
	0,05	54	51	426	475	942	963
	0,1	94	97	556	597	973	986
	0,3	299	318	780	808	998	997
30	0,005	7	3	674	705	1000	1000
	0,01	10	12	753	783	1000	1000
	0,05	45	48	896	920	1000	1000
	0,1	94	108	936	953	1000	1000
	0,3	291	303	981	989	1000	1000

Tabelle 4.3.2.2.3

$N(0,1)$-Verteilung der GG, Verschiebungsalternativen δ, gestört durch *gross errors* mit von δ unabhängiger $N(2,5;1)$-Verteilung in einem Anteil von $p = 0,75$.

Signifikante Tests pro 1000 Monte-Carlo-Experimente:

Stichproben-umfang n_{ij}	α	$\delta = 0$		$\delta = 0,3$		$\delta = 0,5$	
		Et	t-Test	Et	t-Test	Et	t-Test
10	0,005	7	8	40	36	147	123
	0,01	11	14	63	55	194	173
	0,05	51	54	183	167	386	352
	0,1	99	101	280	263	503	473
	0,3	290	303	524	505	740	716
30	0,005	3	5	167	126	652	470
	0,01	7	9	233	175	668	568
	0,05	57	43	444	364	655	783
	0,1	105	101	571	494	920	682
	0,3	308	297	803	727	972	959

Tabelle 4.3.2.2.4

N(0,1)-Verteilung der GG, Verschiebungsalternativen δ, gestört durch *gross errors* mit von δ unabhängiger N(2,5;1)-Verteilung in einem Anteil von p = 0,95.

Signifikante Tests pro 1000 Monte-Carlo-Experimente:

Stichproben-umfang n_{ij}	α	$\delta = 0$		$\delta = 0,3$		$\delta = 0,5$	
		Et	t-Test	Et	t-Test	Et	t-Test
10	0,005	8	7	120	108	422	394
	0,01	13	14	164	162	512	487
	0,05	48	55	349	347	733	713
	0,1	104	97	467	452	819	798
	0,3	304	312	708	694	949	928
30	0,005	4	3	514	447	965	943
	0,01	9	8	600	547	974	962
	0,05	48	49	822	777	994	987
	0,1	100	93	885	850	997	993
	0,3	296	292	969	959	1000	999

Tabelle 4.3.2.2.5

χ^2_3-Verteilung der GG, Verschiebungsalternativen δ .
Signifikante Tests pro 1000 Monte-Carlo-Experimente:

Stichproben-umfang n_{ij}	α	$\delta = 0$		$\delta = 0,3$		$\delta = 0,5$	
		Et	t-Test	Et	t-Test	Et	t-Test
10	0,005	5	3	31	19	117	69
	0,01	9	6	55	31	165	104
	0,05	43	38	158	120	331	262
	0,1	89	93	253	205	461	369
	0,3	282	317	486	435	713	603
30	0,005	4	3	142	74	516	321
	0,01	10	8	194	108	610	411
	0,05	51	41	395	277	811	652
	0,1	99	94	540	394	890	757
	0,3	295	299	749	632	964	889

Tabelle 4.3.2.2.6

Mischverteilung der GG mit $p = 0,6$ aus $N(0,1)$ und $p = 0,4$ aus $N(0,3)$, Verschiebungsalternativen δ .

Signifikante Tests pro 1000 Monte-Carlo-Experimente:

Stichproben-umfang n_{ij}	α	$\delta = 0$		$\delta = 0,3$		$\delta = 0,5$	
		Et	t-Test	Et	t-Test	Et	t-Test
10	0,005	5	1	47	35	160	109
	0,01	11	7	76	58	220	161
	0,05	53	57	196	161	436	352
	0,1	101	107	316	272	566	479
	0,3	301	299	550	511	798	717
30	0,005	2	3	178	98	623	426
	0,01	4	9	239	146	728	523
	0,05	43	44	470	336	894	751
	0,1	102	95	611	463	945	855
	0,3	305	295	796	690	982	956

Tabelle 4.3.2.2.7

CAUCHY-Verteilung der GG, Verschiebungsalternativen δ .
Signifikante Tests pro 1000 Monte-Carlo-Experimente:

Stichproben-umfang n_{ij}	α	$\delta = 0$		$\delta = 0,3$		$\delta = 0,5$	
		Et	t-Test	Et	t-Test	Et	t-Test
	0,005	11	0	24	2	98	5
	0,01	21	1	42	2	148	12
10	0,05	66	29	159	35	335	66
	0,1	117	76	253	83	450	131
	0,3	307	378	478	374	693	381
	0,005	7	0	130	1	481	18
	0,01	14	1	173	4	576	27
30	0,05	50	28	406	33	784	88
	0,1	92	78	539	79	863	150
	0,3	297	364	752	374	960	444

<u>Tabelle 4.3.2.2.8</u>

t_3-Verteilung der GG, Verschiebungsalternativen δ .
Signifikante Tests pro 1000 Monte-Carlo-Experimente:

Stichproben- umfang n_{ij}	α	$\delta = 0$		$\delta = 0,3$		$\delta = 0,5$	
		Et	t-Test	Et	t-Test	Et	t-Test
10	0,005	6	4	95	63	307	221
	0,01	10	8	131	97	401	288
	0,05	44	49	299	227	656	529
	0,1	90	95	408	353	774	656
	0,3	274	299	664	599	912	843
30	0,005	3	3	410	212	915	699
	0,01	5	5	504	295	945	773
	0,05	45	40	725	546	987	891
	0,1	85	101	818	658	995	931
	0,3	285	274	942	846	999	978

gaben sich keine unerwarteten Resultate.

Der Test ist in den meisten Situationen schärfer als der klassische, auf der Normaltheorie basierende t-Test. Bei der Anwendung auf die CAUCHY-Verteilung zeigte der t-Test das zu erwartende völlige Versagen, während sich der hier empfohlene Test bewährte.

Der neue Test erwies sich als robust gegenüber *gross errors* und gegenüber langschwänzig verteilten Zufallsvariablen.

4.4 Wechselwirkung mehrerer Eingriffe (Medikamente, Diäten, diagnostische Maßnahmen etc.)

Die bisherigen Abschnitte dieses Kapitels handelten von einer asymmetrischen Situation: ein Therapieverfahren wird unter verschiedenen Vorbedingungen (Schichten bzw. Blöcke im Sinne der Statistik) geprüft. Die eine Einflußgröße, das Therapieverfahren, ist aktiv gewählt, die andere Einflußgröße, die Vorbedingung, ist vorgefunden. Die Frage war, ob die Wirkung je nach Vorbedingung unterschiedlich ausfällt. Die Frage kann, da die Vorbedingungen nicht zu ändern sind, nicht dahingehend abgeändert werden, ob man durch Kombination einer Vorbedingung mit der Prüftherapie eine zusätzliche Veränderung der Wirkung erzielt. Das wäre eine symmetrische Fragestellung, weil beide Einflußgrößen gleichrangig zu gelten hätten.

Die Größe $P(X > Y)$ ist ein sinnvolles Maß innerhalb und nicht zwischen den Schichten (Blöcke). Eine solche Situation beschreibt nur der Statistiker als "Wechselwirkung", kaum aber der Arzt. Der Arzt würde von "unterschiedlicher Wirksamkeit" sprechen.

Von Wechselwirkungen spricht der Arzt dagegen dann, wenn bei Kombination mehrerer Medikamente, oder von Medikamenten und Nahrungsbestandteilen (Diät), oder von Medikamenten und diagnostischen Eingriffen (z.B. Gabe von Röntgen-Kontrastmitteln) unerwartete Wirkungen auftreten. Ist nun dieser Wechselwirkungsbegriff des Arztes inhaltsgleich oder wenigstens analog dem Wechselwirkungsbegriff des Statistikers?

Das Verständnis einer Wechselwirkung setzt einen Begriff der Wirkung voraus.

Der klassische Wechselwirkungsbegriff der Statistiker baut auf der Annahme von Wirkungen als reiner Verschiebungsalternativen und der Additivität der Wirkungen identischer Ursachen auf. Wie wir gesehen haben, ist damit die Voraussetzung einer metrischen - nicht nur topologischen - Skala für die Wirkung verbunden.

In der Klinik ist die Begriffsbildung weniger einfach. Die Beziehung
zwischen der Dosis eines Stoffes und seiner anhand einer metrischen
Skala meßbaren Wirkung ist keineswegs linear, sondern hat im Allgemeinen die in Abb. 4.4.1 skizzierte Form.

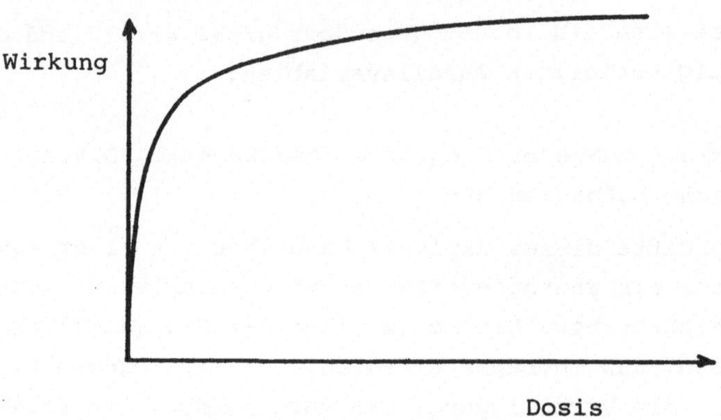

Abb. 4.4.1: Typische Dosis-Wirkungs-Beziehung.

Häufiger wählt man eine logarithmische Einteilung der Dosis-Achse
und erhält dann die bekannte Form wie in Abb. 4.4.2

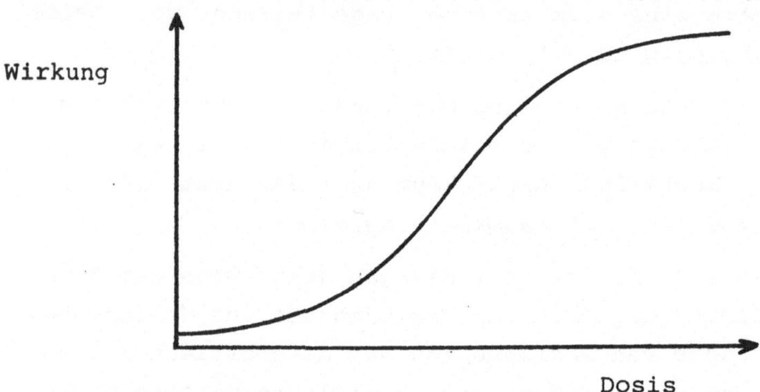

Abb. 4.4.2: Typische log-Dosis-Wirkungs-Beziehung.

In erster Näherung läßt sich die Kurve der Abb. 4.4.1 als Ast einer
rechtwinkligen Hyperbel, dementsprechend die der Abb. 4.4.2 als
logistische Kurve beschreiben. Kurven dieser Art ergeben sich aus
der Theorie der chemischen Reaktion zwischen Pharmakon und Rezeptor
(-Enzym) auf der Basis des bekannten Massenwirkungsgesetzes. Damit
lassen sich die empirischen Kurven erklären.

Nun ist eine "hohe" Dosis eines Medikamentes dadurch gekennzeichnet,
daß eine Verdoppelung zu keiner merklichen Verstärkung der Wirkung
mehr führt. Die Wirkung addiert sich also nicht zum Doppelten. Eine
blinde statistische Auswertung mittels Varianzanalyse würde demnach
eine Wechselwirkung der Dosis mit sich selbst aufzeigen.

Die Konsequenz daraus ist der pharmakologische Wechselwirkungsbegriff:
Es besteht keine Wechselwirkung zwischen zwei Medikamenten A und B,
wenn die gleichzeitige Gabe bestimmter Dosen von A und B zu einer
gemeinsamen Wirkung führt, wie sie durch Ersetzen von B durch die
gleich wirksame Dosis von A ("Äquivalenzdosis") erreicht würde (A
und B sind vertauschbar).

Postuliert wird die Additivität von Äquivalenzdosen, nicht von Wirkungen:

$$W(A + B) = W(A + W^{-1}(B))$$

und $\quad W(A + B) = W(B + W^{-1}(A))$,

wobei $W(X)$ die Wirkung von X und $W^{-1}(X)$ die Äquivalenzdosis (Um-
kehrfunktion) darstellt.

Die Bestimmung einer derartigen Wechselwirkung ist aufwendig. Da die
Additivität beliebiger Äquivalenzdosen überprüft werden müßte, ergibt sich für einen Versuchsplan eine größere Zahl zu prüfender Kombinationen von Dosen.

Ein solcher Versuch ist in der Klinik nicht durchführbar. Es wäre
unethisch, behandlungsbedürftige Kranke beliebigen Dosiskombinatio-
nen von Medikamenten auszusetzen, weil damit der Therapieauftrag verletzt und möglicherweise der zulässige Wirkungsbereich überschritten
würde.

Aber solche Fragestellungen sind in der Klinik nicht von Bedeutung;
für die Praxis wichtige Wechselwirkungen können ohne Einschränkung
erforscht werden.

Die klinisch bedeutsamste Art der Wechselwirkung ist sehr einfacher
Natur: Ein Medikament mit definierter Wirkung wird gleichzeitig mit
einer Substanz verabreicht, die diese Wirkung bei alleiniger Gabe
nicht zeigt. Bei gleichzeitiger Gabe kommt es nun aber bei nicht
wenigen Substanzen zu einer Verstärkung oder Abschwächung der Wirkung des Medikamentes, weil die Resorption, der Transport innerhalb
des Körpers oder die Ausscheidung sich ändert.

Ein Versuchsplan, mit dem man eine solche Wechselwirkung zeigen
könnte, ist sehr einfach: alle therapiebedürftigen Patienten erhalten das Medikament. Die Hälfte der Patienten erhält nach einem
Zufallsplan die in Frage stehende Substanz. Eine Auswertung kann mit
dem WILCOXON-MANN-WHITNEY-Test erfolgen. Falls Blöcke zu berücksichtigen sind, kann der in den Abschnitten 4.1 bis 4.3 vorgestellte
Test eingeschaltet werden. Allerdings wird diese Art des Nachweises
wohl als "nur empirisch" nicht allen berechtigten Forschungswün-
schen genügen: eine direkte Beobachtung des betreffenden Enzymsystems,
vielleicht der Bindungskonkurrenz an einem "Transport"-Protein,
evtl. einer Anlagerungsreaktion von Medikament und Zusatzsubstanz
usw. wird den eigentlichen Nachweis der Wechselwirkung zugleich mit
ihrer Erklärung ergeben.

Man kann sich vielfältige Pläne zum Nachweis einer "Wechselwirkung
im klinischen Sinne" vorstellen. Die statistische Auswertung wird
diese Wechselwirkung jedenfalls nicht durch einen Wechselwirkungstest im statistischen Sinne nachweisen können.

Der Wechselwirkungsbegriff des Statistikers ist von dem des Arztes
sorgfältig zu unterscheiden.

4.5   Zusammenfassung

Zu unterscheiden sind Fragestellungen nach Wechselwirkungen zwischen
Vorbedingung (Erkrankungsart usw.) und therapeutischer Maßnahme und
nach Wechselwirkungen zwischen mehreren therapeutischen Maßnahmen.
Weil Vorbedingungen nicht aktiv zugeteilt werden können, haben wir
im ersten Fall eine asymmetrische, im zweiten Fall eine symmetrische
Fragestellung.

Zunächst haben wir die asymmetrische Fragestellung untersucht. Hierfür entwickelten wir ein neues Verfahren, das zu prüfen gestattet,
ob eine Therapieform unter unterschiedlichen Voraussetzungen zum
selben Resultat führt, wenn sie unter anderen Vorbedingungen angewandt wird.

Zwei Beispiele aus eigenen Versuchsplanungen und Auswertungen be-
leuchten die Problemstellung. Die Eigenschaften der Zielgrößen machen
eine Fragestellung erforderlich, die von der üblichen Fragestellung
der Varianzanalyse unter den Bedingungen des allgemeinen linearen
Modells abweichen. Diese neue Fragestellung ist aber mit der varianzanalytischen Fragestellung dann identisch, wenn sämtliche Voraussetzungen der Varianzanalyse erfüllt sind, was in der medizinischen

Realität wohl kaum vorkommt. Die Fragestellung nach einer Wechselwirkung im Sinne der Varianzanalyse ist also ein Spezialfall unserer allgemeineren Fragestellung.

Die ausführlichen Untersuchungen über die Eigenschaften des neu vorgeschlagenen Testverfahrens bei kleinen Stichprobenumfängen zeigen, daß der neue Test in medizinisch relevanten Situationen dem klassischen Test hinsichtlich seiner Effizienz und seiner Robustheit überlegen ist.

Da der Test eine den medizinischen Fragestellungen adäquatere Prüfung gestattet und eine höhere Effizienz besitzt, ist er für die Prüfung auf unterschiedliche Wirkung unter verschiedenen Nebenbedingungen das geeignete Verfahren.

Die Untersuchung der symmetrischen Fragestellung ergibt, daß eigene statistische Testverfahren hierfür nicht anzugeben sind. Vor allem ist der varianzanalytische, der klassischen Statistik zugehörige Wechselwirkungsbegriff zur Beschreibung und Prüfung klinischer Fragestellungen ungeeignet. Versuchspläne und Auswertungen haben sich nach der Vielfalt klinischer Probleme zu richten, zumeist reichen aber einfache Techniken, wie der WILCOXON-MANN-WHITNEY-Test aus.

5. Multivariate verteilungsfreie Tests

Wenn als Zielvariable mehrere Messungen an jedem Patienten vorgenommen werden - das ist in der Medizin fast der Normalfall - dann ist es nicht richtig, mehrere univariate statistische Tests anzuwenden. Die resultierende Gesamtirrtumswahrscheinlichkeit ist dann nicht mehr kontrolliert und übersteigt die vorgegebenen kritischen Grenzen u.U. erheblich.

Nur multivariate Methoden gestatten es, mehrere Messungen pro Versuchsperson im Rahmen einer kontrollierten Studie zu verwenden. Ziel kann es dabei allerdings nur noch sein, eine globale Aussage darüber zu gewinnen, ob insgesamt näher zu definierende Unterschiede zwischen den verschiedenen Versuchsbedingungen bestehen. Die Aussage bezieht sich dann auf die Gesamtheit der Meßgrößen.

5.1 Anwendungsgebiete-
Gebrauch und Mißbrauch der Methode

Man kann die Anwendungsgebiete multivariater Methoden in zwei Bereiche unterteilen: Zum einen können verschiedene Variable an den selben Individuen beobachtet werden. Man möchte z.B. die Konzentration verschiedener Enzyme im Blutserum zu einer sinnvoll gewählten Zeit nach Versuchsbeginn bestimmen, um dann anhand der Gesamtheit dieser Enzymwerte Unterschiede zwischen den Versuchsbedingungen auffinden zu können. Zum anderen könnte dieselbe Variable zu verschiedenen Zeitpunkten bei den Individuen erhoben werden. Dabei würde man z.B. dieselbe Blutserumenzymkonzentration zu verschiedenen Zeiten nach Versuchsbeginn erheben und auf diese Weise ebenfalls mehrere Werte pro Individuum erhalten. Bei der Anwendung der Methoden auf verschiedene Meßgrößen handelt es sich um eine primär multivariate Fragestellung, im zweiten Fall handelt es sich um die Auswertung von Verlaufskurven, bei denen ebenfalls u.U. multivariate Methoden indiziert sind.

5.1.1 Versuchsplan mit mehreren Variablen

Multivariate Methoden gestatten es, wie dargelegt wurde, mehrere Variablen pro Patient in die Auswertung einzubeziehen. Allerdings sollten in einen Versuchsplan so wenig Variable als Zielgröße wie irgend möglich aufgenommen werden. Das ergibt sich vor allem aus Überlegungen zur Macht des Tests.

Als Bestandteile einer multivariaten Zielgröße kommen nur solche
Größen in Betracht, bei denen eine Veränderung erwartet werden kann,
wenn eine Wirkung der Einflußgröße angenommen werden soll. Auszuschließen sind Größen, die nicht verändert sein können, weil hierdurch eine Wirksamkeit auf andere Variable in ihrer globalen Beurteilung durch den multivariaten Test verwischt werden kann. Variable,
von denen schon bekannt ist, daß sie bei den verschiedenen Verfahren
des Versuchs unterschiedliche Werte annehmen, dürfen in einen multivariaten Test nicht neben anderen in Frage stehenden Größen aufgenommen werden, weil die Aufnahme solcher Variablen die Beibehaltung der
Nullhypothese sachlich nicht mehr rechtfertigt und im Falle der statistischen Signifikanz zu nicht interpretierbaren Ergebnissen führt.
Dann ist nicht mehr zu entscheiden, ob diese Variablen allein den gesamten Unterschied erklären.

Wenig sinnreich ist auch die Anwendung eines multivariaten Tests auf
die Daten, die zur Charakterisierung der Prüfgesamtheit dienen und
deswegen vor Beginn der eigentlichen Versuchsphase erhoben werden.
Da die Nullhypothese der multivariaten verteilungsfreien Verfahren
besagt, daß Unterschiede zwischen den Versuchsgruppen nur durch Zufall bzw. durch die Randomisation zu Stande gekommen seien und zu
diesem Zeitpunkt in einer kontrollierten therapeutischen Studie lediglich die Randomisation, aber kein Versuchsverfahren angewendet wurde,
würde man bei der Durchführung eines Tests gegen den gesunden Menschenverstand handeln.

Durch solche Überlegungen bleibt von vielen Variablen sehr häufig
nur eine für die Auswertung übrig und man kann schließlich doch univariate Methoden anwenden. Nur für die Restfälle werden die multivariaten Methoden gebraucht.

5.1.2   Versuchsplan mit Verlaufsbeobachtung

Bei medizinischen Beobachtungen steht der Zeitfaktor häufig so sehr
im Vordergrund, daß einmal gesagt wurde, nichts sei in der Medizin
konstant, außer dem Wechsel. Diesen Wechsel kann man durch wiederholte Messung an jeweils denselben Personen bestimmen. Wenn man aber
irgendeine Größe über längere Zeit an derselben Person beobachtet, so
sind diese Beobachtungen untereinander korreliert. Dies führt dazu,
daß Tests, die diese Korrelation nicht ausdrücklich mit einbeziehen,
zu völlig verfälschten Ergebnissen führen können (SCHEFFÉ, 1959;

BOX, 1976). Diese Korrelation, ebenso wie die Prüfung mehrerer Meßgrößen, kann man durch die Anwendung multivariater Methoden berücksichtigen.

Ein Verlauf kann in zahlreiche Querschnitte zerlegt werden, indem
man nach festgelegten Zeiträumen jeweils die Messungen durchführt.
Das sicherlich gebräuchlichste Vorgehen bei Medizinern, die nicht
zugleich Statistiker sind oder mit einem Statistiker zusammenarbei-
ten, ist es nun leider, statistische Tests auf jeden dieser Querschnitte anzuwenden, weil man sich Aufschluß darüber erhofft, wann
jeweils Unterschiede bestehen. Nach dem Gesagten ist es aber klar,
daß durch diese Anwendung zahlreicher univariater Tests sowohl durch
ihre Anzahl als auch durch die Korrelation das Niveau α des Gesamt-
tests beliebig hoch werden kann. Aber schon aus Sachüberlegungen
läßt sich ableiten, daß das geschilderte Vorgehen häufig nicht
zweckmäßig ist.

Das eigentliche Problem der Versuchsplanung ist die Festlegung einer
geeigneten Zielgröße des Experiments: Um zu einer vernünftigen Versuchsplanung zu kommen, muß man sich befreien von der Vorstellung,
das, was man mißt, sei auch die Zielvariable des Experiments und sei
daher statistisch auszuwerten. Zielvariablen, die aus Meßgrößen abgeleitet sind, sollten im Fall der Verlaufsuntersuchungen häufiger
betrachtet werden:

Es kann angebracht sein, durch wiederholte oder sogar fortlaufende
Messung festzustellen, ab wann ein bestimmter, minimaler, eben relevanter Effekt erreicht ist. In diesem Beispiel ist die Zielgröße die
verstrichene Zeit und nicht die gemessene Variable. Hätten wir die
ursprüngliche Meßgröße in die Auswertung einbezogen, so müßten wir
einen multivariaten Test mit möglicherweise sehr geringer Macht
durchführen. Die eigentliche Fragestellung wäre mit dem multivariaten Test nicht beantwortet worden, sondern nur die globale Frage
nach Unterschieden zu irgendwelchen Zeiten. Die verstrichene Zeit
als Zielvariable kann dagegen mit einem univariaten Test gezielt aus-
gewertet werden. Daher sollte stets zuerst geklärt werden, ob in
Wirklichkeit ein Zeitmaß die eigentliche Zielgröße ist.

Bei den interessierenden Zeiten kann man außerdem z.B. an den Beginn
der Unterschreitung oder Überschreitung einer Schwelle denken, weiterhin kann eine Halbwertszeit oder die zeitliche Lage eines Gipfel-
punktes eines Verlaufes in Frage kommen.

Solche Zeitdauern liegen allerdings gelegentlich außerhalb der Beobachtungszeit oder der Erfolg wird durch ein anderes, intervenierendes Ereignis nicht mehr erreichbar. Seit aber die entsprechenden Methoden zur Auswertung rechtszensierter univariater Daten entwickelt sind, ist die Auswertung eines solchen Versuches kein unüberwindliches Problem mehr, zumal entsprechende Computer-Programme zur Verfügung stehen (LEE und DESU, 1972).

Eine andere Reduktion auf eine univariate Fragestellung bietet sich ebenfalls häufig an: Die Wirkung nach einer angemessenen, von der Sache her vorgegebenen Zeitspanne ist die natürliche Zielgröße, vor allem bei Therapieformen, die über lange Zeiträume durchgeführt werden, oder die kurativ wirken.

Andere Möglichkeiten, zu sinnvollen Zielvariablen zu kommen, sind: Die Beobachtung des Maximums einer erreichbaren Wirkung, die Richtung und Steilheit eines Verlaufs, die Verlaufsform und evtl. die Krümmung des Verlaufs.

In den bisher besprochenen Fällen lassen sich die entscheidenden Kenngrößen für einen Verlauf aus den empirischen Verlaufskurven ablesen. Wenn Kenngrößen jedoch errechnet werden müssen, dann ist darauf zu achten, ob das Skalenniveau der Daten die entsprechenden Operationen zuläßt.

Berechnungsmethoden für Verlaufskennzahlen auf der Basis von Daten mit metrischem Skalenniveau sind z.B.:

1. Die Berechnung ausgleichender - evtl. auch interpolierender - Spline-Funktionen. Anhand des errechneten spline können z.B. Schätzungen von Extrema, von Über- und Unterschreitungen von Schwellen u.ä. vorgenommen werden. FORTRAN-Programme und eine Diskussion der Methode findet man z.B. bei SPÄTH (1973).

2. Die weit verbreiteten Methoden polynomialer Regression.

3. Die Berechnung von Differenzen zu einem bestimmten, für die jeweilige Person typischen Wert, z.B. dem Ausgangswert oder dem Mittelwert.

4. Die Flächenmethode, die hauptsächlich in der Pharmakokinetik gebräuchlich ist, aber nur dann zu sinnvollen Resultaten führt, wenn entweder nur die Aufkling- oder nur die Abklingphase zwischen den Verfahren einen Geschwindigkeitsunterschied zeigt.

5.   Die Aufstellung sinnvoller Modellgleichungen für den in Frage
     kommenden biologischen Ablauf. Man erhält auf diese Weise inter-
     pretierbare Parameter zur Charakterisierung des einzelnen Ver-
     laufs. Auch diese Methoden werden bisher hauptsächlich in der
     Pharmakokinetik angewendet.

Ein Verlauf muß zunächst so gut wie möglich und nicht so vielfältig
wie möglich charakterisiert werden. Viel häufiger, als es zunächst
scheint, kann man sich dabei auf eine einzige Kenngröße beschränken.
Nur wenn das nicht der Fall ist, benötigt man multivariate Methoden.

5.1.2.1 Beispiel einer multivariaten Versuchsplanung

Der Wirkungseintritt zweier Herzglykoside sollte beschrieben werden.
Die Herzglykosidspiegel kumulieren je nach ihrer Pharmakokinetik über
Tage oder sogar Wochen. Die pharmakokinetischen Eigenschaften der
beiden Glykoside waren bereits untersucht. Danach sollte das eine
Glykosid, das verglichen mit anderen Herzglykosiden mittelschnell
aus dem Körper eliminiert wird, bei täglicher Gabe nach etwas über
einer Woche bereits einen um das Maximum oszillierenden Blutspiegel
erzeugen, während das andere Glykosid erst nach ca. drei Wochen das
entsprechende Niveau erreicht haben sollte. Nun war behauptet worden,
der Wirkungseintritt sei bei den beiden Glykosiden nicht unterschiedlich. Nach Meinung eines Fachmannes war die Größe VCF_{max} eine in der
klinischen Praxis erreichbare und die Patienten nicht zu sehr bela-
stende, indirekte Meßgröße zur Charakterisierung der Herzkontraktilität. Danach wurde versucht, die Frage zu klären, ob die Differenz
zum Wert vor Beginn der Behandlung das geeignete Maß für die Wirkung
sei. Das wurde abgelehnt, weil zu befürchten war, daß je nach Ausgangswert unterschiedliche Effekte eintreten könnten (da VCF_{max} nur
ein indirektes Maß für die Herzaktion ist, ist anzunehmen, daß die
Herzkontraktilität lediglich auf ordinalem Skalenniveau abgebildet
wird). Eine kompliziertere Funktion des Ausgangswertes als die Differenz wäre sicherlich vom Sachexperten akzeptiert worden. Das zeigt
aber nicht mehr, als daß nur gerade eben Differenzen noch so einfach
sind, daß der Widersinn mit *unbewaffnetem* Gehirn erkannt werden kann.

Als geeignete Zeitpunkte für Querschnitte bieten sich bei der geschilderten Sachlage der 8. Tag nach Beginn der Behandlung und der 22. Tag
an. Diese Tage haben den Vorteil, daß der gleiche Wochentag wie zu
Beginn der Behandlung wieder erreicht ist und somit auch sicher gerade Arbeitstag ist und der Patient unter gleichartigen Herzbelastungen

lebt.

Somit ist ein bivariater Rangtest zur Auswertung eines Versuchs indiziert. Wegen der relativ untergeordneten Bedeutung der Fragestellung ist der Test auf dem 5%-Niveau durchzuführen.

5.2 Weiterentwicklung der Methode

Multivariate verteilungsfreie Verfahren wurden bisher zur Lösung medizinischer Probleme zu Recht nicht in nennenswertem Umfang angewandt: Drei Hindernisse standen ihrer Anwendung im Wege. Die vorhandenen Beschreibungen sind für Anwender unzugänglich und über weite Strecken nicht anschaulich genug, der Arbeitsaufwand bei der Durchführung der multivariaten verteilungsfreien Tests ist sehr groß und über die Verteilung der Testgröße unter der Nullhypothese und unter Alternativen ist zu wenig bekannt. Zu diesen drei Themenkreisen bieten die folgenden Untersuchungen Lösungen an.

5.2.1 Beschreibung der Methode

Seit 1971 gibt es die Monographie von PURI und SEN über die verteilungsfreien Methoden. Dieses Buch ist in wesentlichen Teilen eine Zusammenstellung von Zeitschriftenaufsätzen der beiden Autoren. Dabei sind eine ganze Reihe von Druckfehlern und Unstimmigkeiten hinein geraten, die sich z.T. durch Rückgriff auf die Originalarbeit beseitigen lassen. Es bestand daher die Aufgabe, widerspruchsfreie geeignete Rechenwege aufzufinden.

Außerdem stößt die abstrakte Darstellungsweise, die in der Monographie von PURI und SEN (1971) angewendet wird, viele Anwender ab. Da aber sicherlich das beste Verfahren ohne Nutzen ist, wenn die Anschauung dazu fehlt, müssen auch mathematische Ergebnisse eine Darstellung finden, mit der der Ratsuchende eine Vorstellung verbinden kann.

Ein multivariater Rangtest ist an und für sich ebenso leicht zu verstehen, wie ein univariater Rangtest. Die Nullhypothese geht davon aus, daß die N Individuen (Patienten) streng zufällig, also durch Randomisation, in k verschiedene Gruppen von im Versuchsplan gewähltem Umfang eingeteilt werden. Jede dieser möglichen Einteilungen ist - immer unter der Nullhypothese - gleich wahrscheinlich. Nun ist jedes Individuum, wenn ein multivariates Problem zu lösen ist, durch mehrere Variable, deren Anzahl wir p nennen wollen, charakterisiert. Wenn ein Rangtest durchgeführt werden soll, dann werden für jede Variable getrennt Ränge zugeteilt, wie das vom WILCOXON- oder vom KRUSKAL-WALLIS-Test bekannt ist. Natürlich gibt es auch entsprechende *rank-score*-Tests, auf die sich die am einfacheren Modell gewonnene Anschauung ohne weiteres übertragen läßt. Wegen der Möglichkeit graphischer Darstellungen wählen wir den Fall, daß k = 2 Stichproben zu je 5 Personen vorliegen und p = 2 Variable der Charakterisierung der Individuen dienen. Den dafür geeigneten Test könnte man als bivariaten WILCOXON-Test bezeichnen. Die Ergebnisse eines solchen Versuchs sind in der Tabelle 5.2.1.1 dargestellt.

Wenn die Nullhypothese gilt, hier also, wenn die Beobachtungsresultate in beiden Stichproben stochastisch gleich groß ausfallen, dann sind die Individuen zwischen den Versuchsgruppen austauschbar (*interchangeable*) und alle möglichen Randomisationsresultate für diese Ränge sind gleichbedeutend: Alle zugehörigen WILCOXON-Rangsummen - getrennt für jede Variable - sind gleichwahrscheinlich.

Um den *exakten kombinatorischen Test* durchzuführen, muß man auch im multivariaten Falle alle möglichen Kombinationen herstellen. Man kann die Resultate z.B. nach aufsteigender Rangsumme für die erste Variable ordnen:

Eine Möglichkeit, zwei Gruppen aus den Patienten zu bilden, wäre es, den 2., 3., 4., 6., 9. Patienten in die erste Stichprobe, die anderen in die zweite Stichprobe zu nehmen. Dann ist die Rangsumme in der ersten Stichprobe für die erste Variable 15, für die zweite Variable 24.

Wählt man nicht den 9. Patienten, sondern den 8. Patienten, so ergeben sich die Rangsummen 16 und 32. Die Rangsummen 17 und 32 ergeben sich, wenn der 2., 3., 4., 6. und 9. Patient in der ersten Stichprobe sind, die Rangsummen 17 und 25 für die Stichprobe mit den 1., 2., 3., 4. und 9. Patienten usw. Insgesamt gibt es 252 solcher Möglichkeiten, zwei zusammengehörige Rangsummen zu erhalten. Das 252. Rangsummenpaar ist 40 und 31. In der Abb. 5.2.1.1 sind alle möglichen Resultate dargestellt. Auf der x-Achse ist hierbei die Rangsumme der ersten Variablen, auf der y-Achse die Rangsumme der zweiten Variablen eingezeichnet. Man erkennt aus der Abbildung, daß bereits bei derartig kleinen Stichproben die Verteilung der möglichen zufälligen Resultate einer Stichprobe der bivariaten Normalverteilung ähnelt, und das,

Tabelle   5.2.1.1

Person	Variable 1	Variable 2
1	9,1	35,3
2	4,1	23,5
3	3,9	16,6
4	4,2	17,9
5	12,o	13,2
6	6,1	28,9
7	15,2	18,1
8	6,7	5o,4
9	5,8	13,4
1o	12,3	19,6

Zunächst werden Ränge zugeteilt. Man erhält die folgende Tabelle der Ränge:

Tabelle   5.2.1.2

Person	Ränge der Variablen 1	Ränge der Variablen 2
1	7	9
2	2	7
3	1	3
4	3	4
5	8	1
6	5	8
7	1o	5
8	6	1o
9	4	2
1o	9	6

Abb. 5.2.1.1

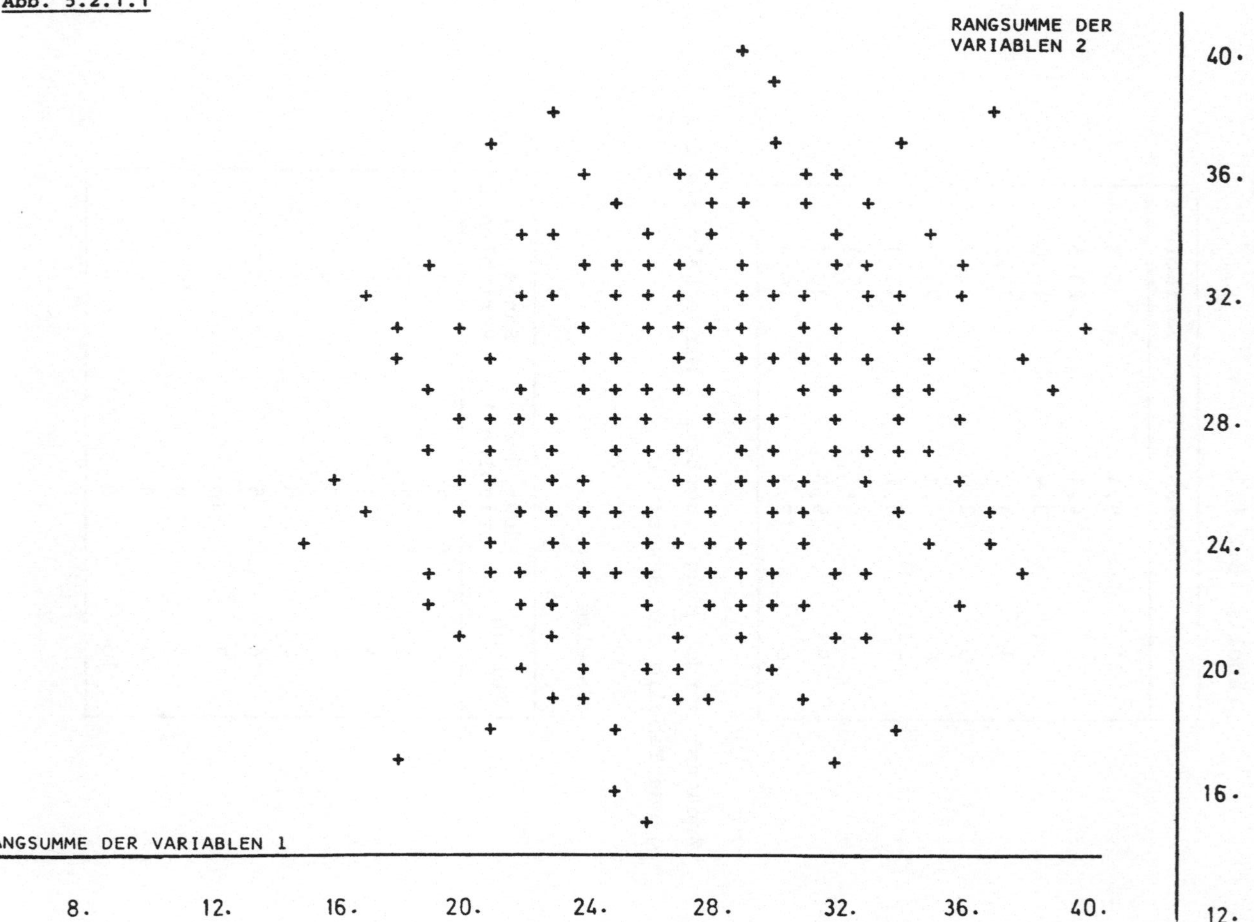

obwohl die zu Grunde gelegten Daten bei beiden Variablen möglicherweise nicht aus einer Normalverteilung stammen und obwohl die Beziehung zwischen den beiden Variablen möglicherweise nicht linear ist.

Angenommen, das Versuchsresultat wäre so, daß in der ersten Stichprobe die Rangsumme für die erste Variable 38, für die zweite Variable
23 ist. Anhand der graphischen Darstellung ist zu sehen, daß es sich
dabei um einen verhältnismäßig weit außen liegenden und damit un-
wahrscheinlichen Wert handelt. Wie unwahrscheinlich dieser Wert ist,
das soll nun berechnet werden. Hierzu konstruiert man Ellipsen (oder
bei mehr als p = 2 Variablen ellipsoide p-dimensionale Körper), auf
denen Punkte liegen, deren Abweichungen vom Zentrum der *Punktwolke*
als gleichweit zu betrachten sind.

Formelmäßig gehen PURI und SEN (1971, S. 186) so vor, daß sie die
entsprechende quadratische Form

$$\vec{x}'\,\Sigma^{-1}\vec{x} = \text{const.}$$

bilden und dann daraus die Teststatistik berechnen:

$$L = \sum_{k=1}^{c} n_k\ \vec{x}'\ \Sigma^{-1}\vec{x}\ , \qquad\qquad (5.2.1.1)$$

dabei ist x der Spaltenvektor von der Länge p für die Abweichung des
mittleren *Rank-scores* in der k-ten Stichprobe vom erwarteten *Rank-
score*. Die Kovarianzmatrix Σ erhält man im Unterschied zu Tests, die
auf der Normalverteilung basieren, entsprechend dem Prinzip der Aus-
tauschbarkeits-Null-Hypothese aus den *Rank-scores* der Gesamtstichpro-
be ohne Berücksichtigung der Gruppeneinteilung.

Um zu einer Signifikanzaussage zu kommen, vergleicht man den beobach-
teten L-Wert mit der Verteilung der L-Werte, wie man sie erhält, wenn
man alle o.g. gleichwahrscheinlichen Gruppeneinteilungen bildet.

Ein stark vereinfachtes Zahlenbeispiel zum multivariaten verteilungsfreien Test soll den Rechenweg erläutern:

1. $N = 4$ Patienten seien streng zufällig in $c = 2$ Gruppen zu je $n_k = 2$ Patienten eingeteilt worden. Die erste Gruppe erhält Therapieform A, die zweite B. Von jedem Patienten werden $p = 2$ Meßwerte, v_1 und v_2, erhoben. Die Versuchsergebnisse seien:

i-ter Patient i	Meßgröße	v_{i1}	v_{i2}
1		170	47
2		172	68
3		175	59
4=N		182	88

2. Dann sind die Ränge:

i-ter Patient i	R_{i1}	R_{i2}
1	1	1
2	2	3
3	3	2
4=N	4	4
Erwartungswert $E_j = \frac{1}{N} \sum_{i=1}^{N} R_{ij}$	2,5	2,5

3. Die gemeinsame Kovarianzmatrix Σ der aus beiden Gruppen vereinigten Gesamtheit ist:

$$\Sigma = \begin{pmatrix} var_{11} & cov_{12} \\ cov_{21} & var_{22} \end{pmatrix}$$

mit:

$$var_{11} = \frac{1}{N} \sum_{i=1}^{N} (R_{i1} - E_1)^2$$

$$= \frac{1}{4} \left((1-2,5)^2 + (2-2,5)^2 + (3-2,5)^2 + (4-2,5)^2 \right)$$

$$= \frac{1}{4} (1,5^2 + o,5^2 + o,5^2 + 1,5^2)$$

$$= \frac{1}{4} (2,25 + o,25 + o,25 + 2,25)$$

$$= \frac{5}{4}$$

$$var_{22} = var_{11} \quad \text{(wegen der hier vorliegenden Gleichheit der } rank\text{-}scores\text{)}$$

$$cov_{21} = cov_{12} = \frac{1}{N} \sum_{i=1}^{N} (R_{i1} - E_1)(R_{i2} - E_2)$$

$$= \frac{1}{4} \left((1-2,5)(1-2,5) + (2-2,5)(3-2,5) + (3-2,5)(2-2,5) + \right.$$
$$\left. + (4-2,5)(4-2,5) \right)$$

$$= \frac{1}{4} (2,25 - o,25 - o,25 + 2,25)$$

$$= 1$$

also: $\Sigma = \begin{pmatrix} 5/4 & 1 \\ 1 & 5/4 \end{pmatrix}$,

dann ist $\Sigma^{-1} = \begin{pmatrix} 2o/9 & -16/9 \\ -16/9 & 2o/9 \end{pmatrix}$.

4.   Die aktuellen Abweichungen der mittleren Rank-
scores von ihrem Erwartungswert sind

in der 1. Gruppe:

$$x_1 = \frac{1}{n_1} \sum_{i=1}^{n_1} R_{i1} - E_1$$

$$= \frac{1}{2}(1+2)-2,5$$

$$= -1$$

$$x_2 = \frac{1}{n_1} \sum_{i=1}^{n_1} R_{i2} - E_2$$

$$= \frac{1}{2}(1+3)-2,5$$

$$= -o,5$$

in der 2. Gruppe:

$$x_1 = \frac{1}{n_2} \sum_{i=n_1+1}^{N} R_{i1} - E_1$$

$$= \frac{1}{2}(3+4)-2,5$$

$$= 1$$

$$x_2 = \frac{1}{n_2} \sum_{i=n_1+1}^{N} R_{i2} - E_2$$

$$= \frac{1}{2}(2+4)-2,5$$

$$= o,5$$

Demnach ist der Zeilenvektor $\vec{x}'$ bei der 1. Gruppe
$(-1, -o,5)$, bei der 2. Gruppe $(1, o,5)$.

Die Teststatistik

$$L = \sum_{k=1}^{c} n_k \; \vec{x}' \; \Sigma^{-1} \; \vec{x}$$

läßt sich in Komponentenschreibweise darstellen
als:

$$L = \sum_{k=1}^{c} \left[n_k \sum_{j=1}^{p} \sum_{j'=1}^{p} x_j \; s_{jj'} \; x_{j'} \right]$$

$$= 2 \left\{ \left[(-1) \cdot \frac{2o}{9} \cdot (-1) \right] + \left[(-1) \cdot \frac{-16}{9} \cdot (-o,5) \right] + \right.$$

$$\left. + \left[(-o,5) \cdot \frac{-16}{9} \cdot (-1) \right] + \left[(-o,5) \cdot \frac{2o}{9} \cdot (-o,5) \right] \right\}$$

$$+ 2 \left\{ \left[1 \cdot \frac{2o}{9} \cdot 1 \right] + \left[1 \cdot \frac{-16}{9} \cdot o,5 \right] + \left[o,5 \cdot \frac{-16}{9} \cdot 1 \right] + \left[o,5 \cdot \frac{2o}{9} \cdot o,5 \right] \right\}$$

$$= 3,o$$

5. Nun muß noch die Verteilung der Teststatistik unter
    H_o bestimmt werden.
    Im gewählten einfachen Fall gibt es nur 6 mögliche
    Aufteilungen der 4 verschiedenen Beobachtungsvek-
    toren ($\hat{=}$ Patienten) zu je 2 Gruppen:

Tab.: Nummern der Patienten:

Möglichkeit Gruppen	1	2	3	4	5	6
Gruppe 1	1. 2.	1. 3.	1. 4.	2. 3.	2. 4.	3. 4.
Gruppe 2	3. 4.	2. 4.	2. 3.	1. 4.	1. 3.	1. 2.

↑ nicht realisierte Möglichkeiten

| realisierte Möglichkeit

Zu jeder dieser Möglichkeiten sind die Vektoren $\vec{x}$ in den $c = 2$
Stichproben zu bestimmen und die Größe L zu berechnen. Für die fünf
nicht realisierten Möglichkeiten ergibt sich:

Möglichkeit	2	3	4	5	6
L	3	0	0	3	3

Zusammen mit dem aktuellen Wert $L = 3$ ergibt sich also eine Prüfverteilung, die zweimal den Wert 0 und viermal den Wert 3 annimmt. Der
aktuelle Wert $L = 3$ hat also eine Überschreitungswahrscheinlichkeit
von $0,\bar{6}$.

BRADLEY, PATEL, WACKERLY (1971), GHOSH, GRIZZLE, SEN (1973) und KOCH
(1972) haben Anwendungen entsprechender Tests publiziert. Sie gehen
dabei allerdings von der für $N \rightarrow \infty$ asymptotisch gleichen Statistik

$$L = \frac{N-1}{N} \, \Sigma \, n_k \, \vec{x}' \, \Sigma^{-1} \, \vec{x} \qquad (5.2.1.2)$$

aus (hierzu s.u.).

5.2.2   Eigenschaften der Tests bei Gültigkeit der Nullhypothese

Die Teststatistik L ist in geringem Maße von dem Assoziationsmuster
in den Daten abhängig. Zwei konstruierte Beispiele sollen hierzu zunächst das Verhalten der Punktwolke der Rangsummen veranschaulichen.

Die Ränge zum ersten Beispiel sind in Tabelle 5.2.2.1 aufgelistet.

Abb. 5.2.2.1

RANGSUMME DER VARIABLEN 2
40.
36.
32.
28.
24.
20.
16.
RANGSUMME DER VARIABLEN. 1
16.
20.
24.
28.
32.
36.
40.

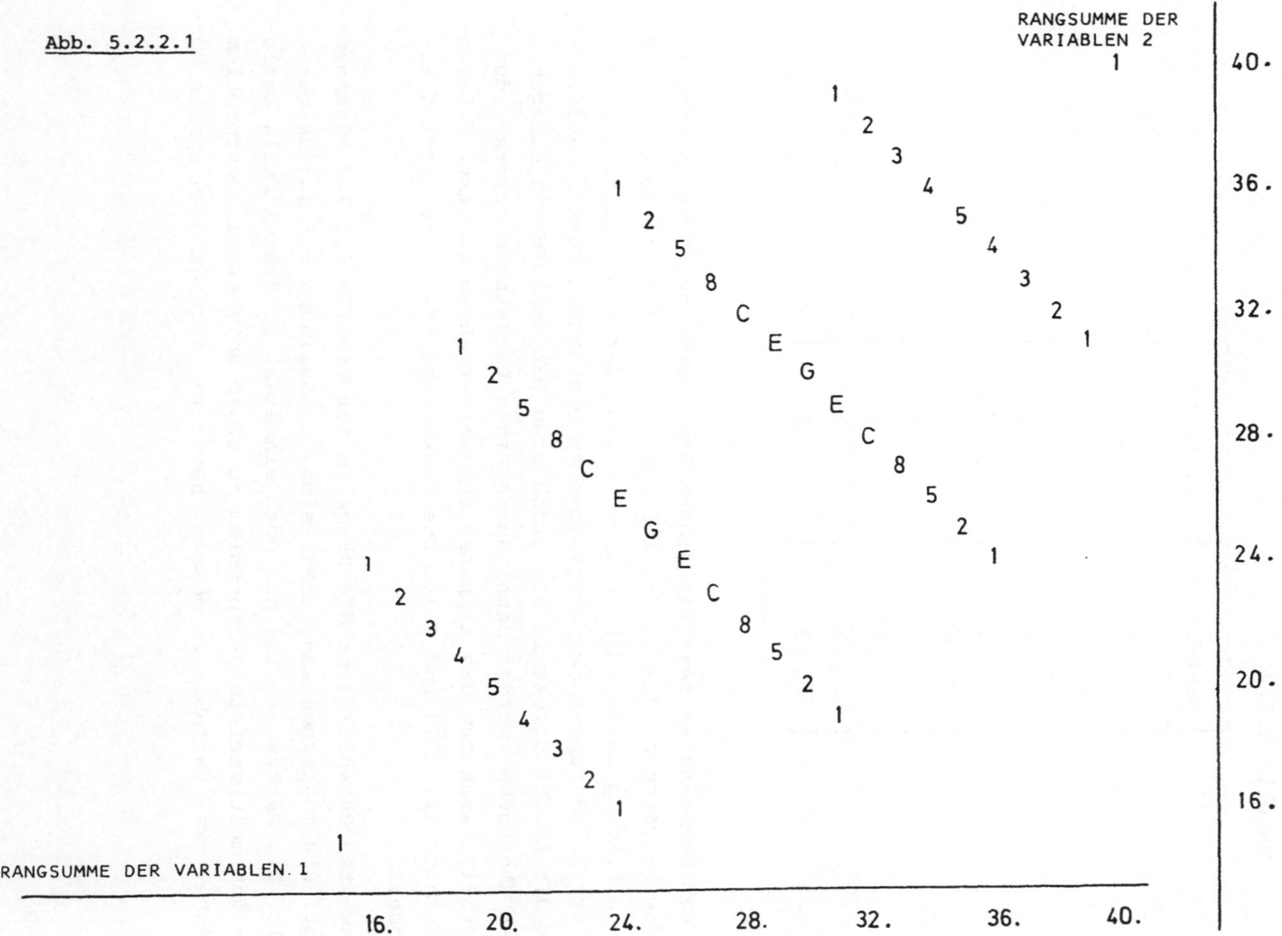

Tabelle 5.2.2.1

Variable 1	Variable 2
1	5
2	4
3	3
4	2
5	1
6	10
7	9
8	8
9	7
10	6

Wenn man den *exakten Test* mit diesen Rangsummen durchführt, erhält man die Rangsummen, die in der Abbildung 5.2.2.1 wiedergegeben sind. Diese Abbildung entspricht in ihrem Aufbau der Abb. 5.2.1.1. Da jetzt sehr starke Häufungen der Rangsummen an bestimmten Punkten auftreten, wurde die Anzahl direkt in die graphische Darstellung eingetragen. Zahlen über neun wurden dabei durch einen Buchstaben ersetzt, den man erhält, wenn man das Alphabet zum Weiterzählen benutzt. C bedeutet demnach 12, E 14 und G 16. Die Punktwolke erscheint jetzt quergebändert.

Zum zweiten Beispiel sind die Ränge in der Tabelle 5.2.2.2 zusammengefaßt. Die möglichen Rangsummen sind in Abbildung 5.2.2.2 dargestellt. Die *Punktwolke* ist nur noch ein Stab. In diesem Falle kollabiert das multivariate Testproblem zu einem univariaten Testproblem. Die Mühe, zwei Variable zu messen, hätte man sich demnach sparen können.

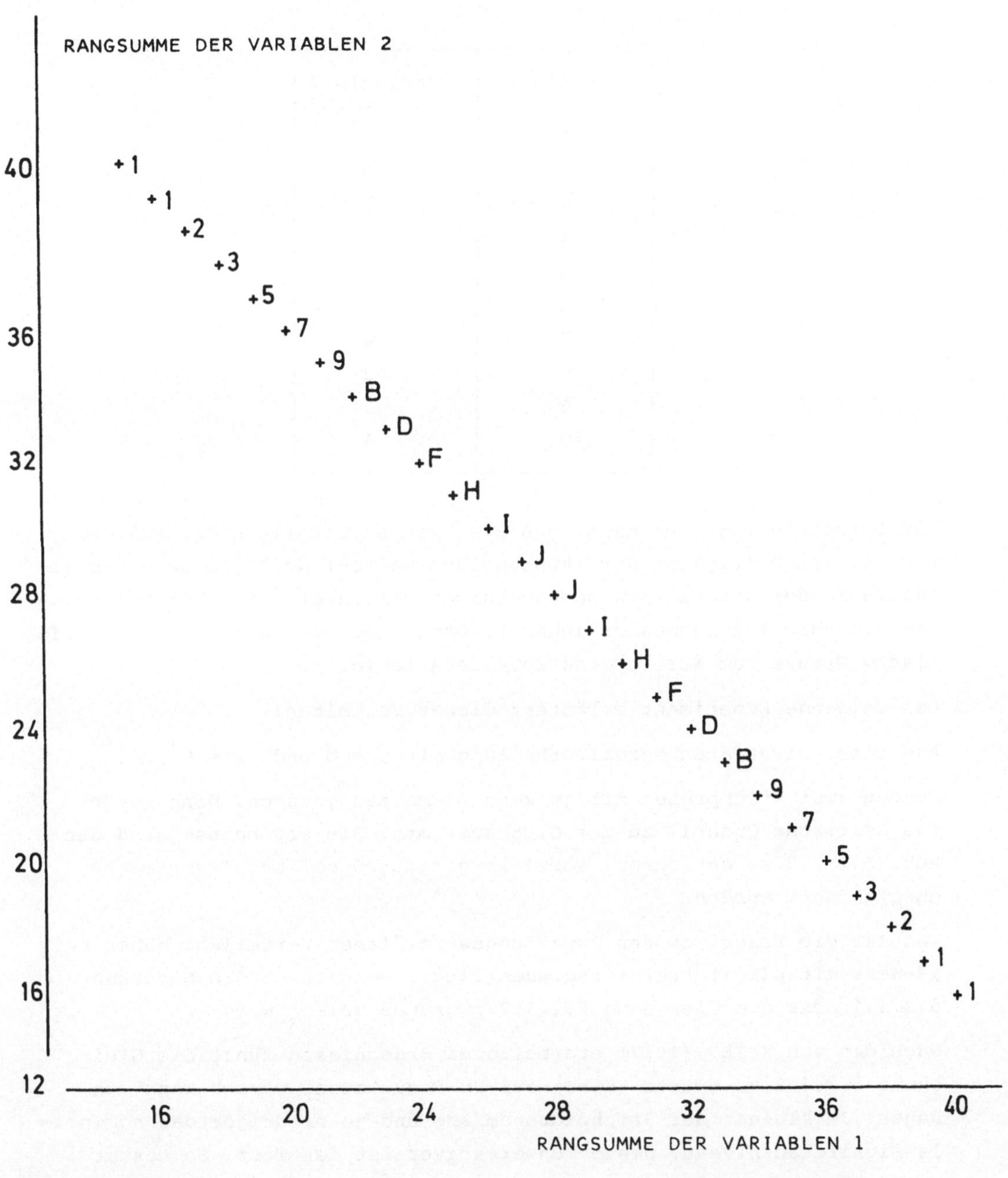

Abb. 5.2.2.2

Tabelle 5.2.2.2

Variable 1	Variable 2
1	10
2	9
3	8
4	7
5	6
6	5
7	4
8	3
9	2
10	1

Die Beispiele legen es nahe, daß die exakte Verteilung der Prüfgröße L unter der Gültigkeit der (Austauschbarkeits-) Nullhypothese vom zufällig in der aus allen N Beobachtungen vereinigten Stichprobe realisierten Assoziationsmuster abhängt. Damit ist auch die jeweilige kritische Grenze zum Wert α eine Zufallsvariable.

Das folgende Experiment erläutert dieses Verhalten:

Aus einer bivariaten Normalverteilung mit $\vec{\mu} = \vec{0}$ und $\Sigma = \begin{pmatrix} 1 & .5 \\ .5 & 1 \end{pmatrix}$ wurden zwei Stichproben mit je zehn Elementen gezogen. Dann wurde das kritische Quantil zu $\alpha = 0,05$ bestimmt. Die Ergebnisse sind der Abb. 5.2.2.3 zu entnehmen, wobei insgesamt 20 solcher Experimente durchgeführt wurden.

Nun ist die Frage, ob der Erwartungswert dieser Verteilung näher beim χ^2-Wert mit $p(c-1)$ Freiheitsgraden liegt, wenn für L die Gleichung 5.2.1.1 oder die Gleichung 5.2.1.2 zugrunde gelegt wird.

Nach den von KRIEG (1977) erarbeiteten Ergebnissen führt die Gleichung 5.2.1.2 zu extrem *konservativen* Resultaten. Danach kann man sagen: Je kleiner der Stichprobenumfang und je niedriger das nominelle Signifikanzniveau, desto konservativer ist der Test. So testet man z.B. bei zugrundeliegendem nominellem Signifikanzniveau $\alpha = 0,01$ tatsächlich mit ca. 0,004, wenn $p = 3$, $c = 2$ und $n_1 = n_2 = 10$, oder für nominell $\alpha = 0,05$, $p = 2$, $c = 3$, $n_1 = n_2 = 5$ tatsächlich mit ca. 0,01. Umfangreiche Tabellen finden sich in der genannten Arbeit.

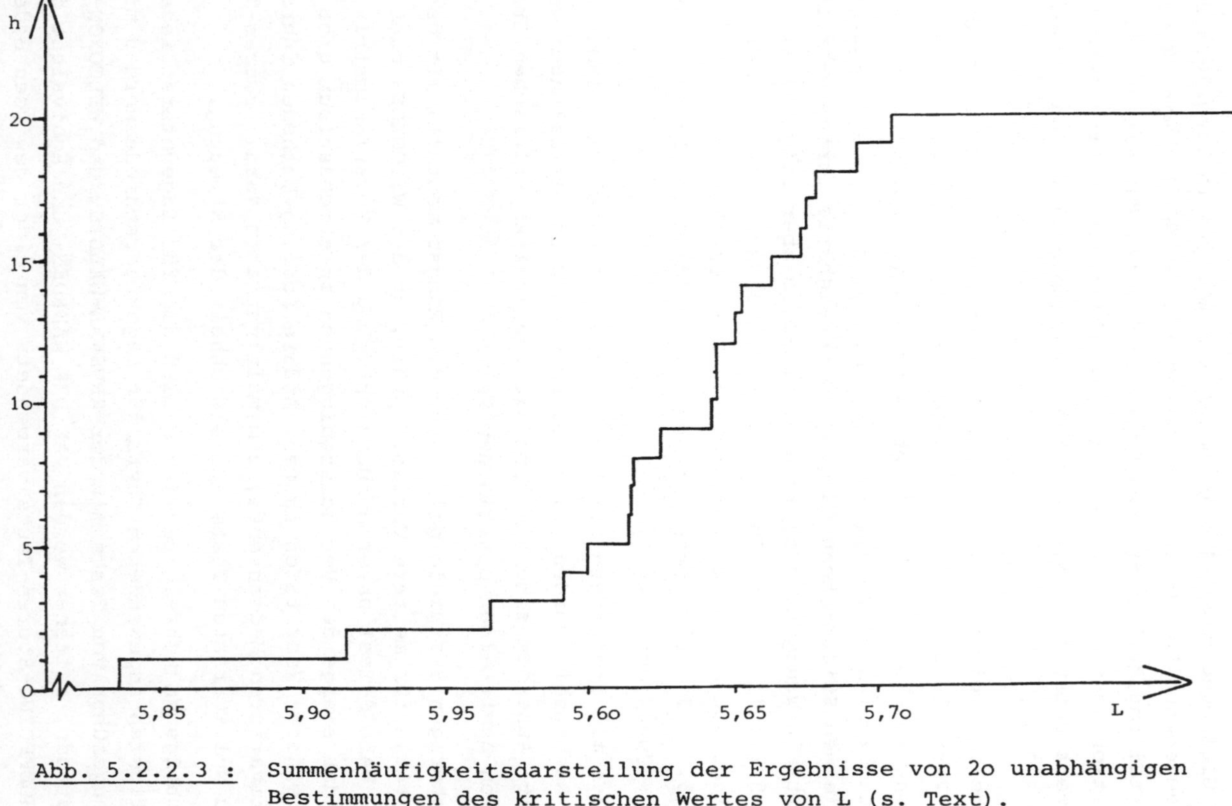

Abb. 5.2.2.3 : Summenhäufigkeitsdarstellung der Ergebnisse von 2o unabhängigen
Bestimmungen des kritischen Wertes von L (s. Text).

Nimmt man entsprechende Berechnungen für die von KRIEG nicht untersuchte Gleichung 5.2.1.1 vor, so erhält man die in Tabelle 5.2.2.3.1 wiedergegebenen Resultate. Die Zeilen dieser Tabellen sind Werte aus der Verteilung der kritischen Quantile jeweils für ein zufälliges Assoziationsmuster aus bivariaten normalverteilten Grundgesamtheiten. Jeder Wert entspricht also einer zufälligen Realisation entsprechend Abb. 5.2.2.3 .

Die Tabellen zeigen, daß der asymptotische Test unter Zugrundelegung der χ^2-Verteilung mit $p(c-1)$ Freiheitsgraden bei kleinem α auch bei Anwendung von Formel 5.2.1.1 sehr konservativ ausfällt. Nur beim nominellen 5%-Signifikanzniveau hätte man bei den zugrundegelegten sehr kleinen Stichprobenumfängen die vereinbarte Irrtumswahrscheinlichkeit ein wenig überschritten. Vor allem aber zeigt es sich, daß Formel 5.2.1.1 nicht zu Tests führt, die um so konservativer werden, je kleiner der Stichprobenumfang ist. Der Korrekturfaktor $\frac{N-1}{N}$ aus Formel 5.2.1.2 führt offenbar eher zu verfälschten Ergebnissen und sollte weggelassen werden.

Wegen des mit steigenden Stichprobenumfängen rasch wachsenden Bedarfes an Rechenzeit wurden keine weiteren exakten Verteilungen von L bestimmt. Außerdem sind die tabellierten exakten kritischen Grenzen nicht von unmittelbar praktischem Wert.

Die bisherigen Beispiele galten für den Rangsummentest, mit dem man gleichzeitig für mehrere Variable prüft, ob der WILCOXON- oder KRUSKAL-WALLIS-Test unter Berücksichtigung der Kovarianzmatrix anzeigt, daß einige der Versuchsbedingungen zu stochastisch größeren oder kleineren Resultaten führen. Andere *Scoring*-Methoden führen z.B. zu multivariaten Mediantests, zum multivariaten *Normal-scores*-Test oder zu multivariaten Tests auf Gleichheit der Streuung.

Die wichtigsten *Rank-scores*-Tests sind die für Lageunterschiede. Die am häufigsten angewendeten Tests für Lageunterschiede werden mit Abstand angeführt von Tests mit der KRUSKAL-WALLIS- und WILCOXON-Scoring-Methode, seltener werden VAN DER WAERDEN- und äquivalent dazu TERRY-HOEFFDING-Scores-Tests verwendet. Von einer gewissen Bedeutung sind aber außerdem noch die Tests, die als *Scoring*-Methode *log-ranks* benützen, die man allerdings auch schon zu den Streuungstests rechnen könnte. Diese drei Methoden sind daher ausführlicher zu betrachten.

In den Tabellen 5.2.2.3. sind Ergebnisse von Beispielen der kritischen Grenze beim Durchführen des exakten Tests angegeben. Leider

Tabelle: 5.2.2.3.1

Exakte kritische Werte für zwei zufällige Stichproben aus bivariaten
normalverteilten Grundgesamtheiten.

Korrelations- matrix der Grundgesamtheit	Stichproben- umfänge n_1	n_2	Alpha 0,05	0,025	0,01	0,001
$\begin{pmatrix} 1 & .5 \\ .5 & 1 \end{pmatrix}$	4	4	6,097	6,854	–	–
	4	5	6,134	5,8o6	7,168	–
	5	5	6,193	6,485	7,6o6	–
	5	6	5,837	6,87o	8,329	–
	6	6	6,296	7,222	8,539	–
	6	7	5,929	7,oo5	7,964	9,769
	7	7	6,o72	7,o22	8,215	11,oo8
	7	8	6,119	7,131	8,477	11,242
	8	8	6,154	7,217	8,8o2	11,346
	8	9	6,1o1	7,216	8,617	11,385
	9	9	6,1oo	7,282	8,748	11,614
	9	1o	6,o5o	7,267	8,737	11,588
	1o	1o	6,o4o	7,231	8,692	11,756
$\begin{pmatrix} 1 & .8 \\ .8 & 1 \end{pmatrix}$	4	4	6,4oo	7,525	–	–
	4	5	5,994	7,o15	6,923	–
	5	5	5,643	6,1o5	6,629	–
	5	6	6,o11	7,6o1	8,251	–
	6	6	6,218	7,175	8,5o4	–
	6	7	6,124	6,867	8,o48	1o,o24
	7	7	6,o28	6,864	8,251	1o,575
	7	8	6,222	7,311	8,642	11,o47
	8	8	6,169	7,3oo	8,626	11,43o
	8	9	6,o89	7,184	8,63o	11,59o
	9	9	6,o39	7,2o2	8,631	11,373
	9	1o	5,71o	6,772	8,15o	11,262
	1o	1o	6,o29	7,267	8,671	11,615
$\chi^2_{p(c-1)} = \chi^2_2$			5,991	7,378	9,21o	13,816

<u>Tabelle: 5.2.2.3.2</u>

Exakte kritische Werte für zwei zufällige Stichproben aus vierdimensionalen normalverteilten Grundgesamtheiten.

Korrelations-matrix der Grundgesamtheit	Stichproben-umfänge		Alpha			
	n_1	n_2	o,o5	o,o25	o,o1	o,oo1
$\begin{pmatrix} 1 & .5 & .5 & .5 \\ .5 & 1 & .5 & .5 \\ .5 & .5 & 1 & .5 \\ .5 & .5 & .5 & 1 \end{pmatrix}$	5	6	9,413	9,618	9,472	–
	6	6	9,415	9,546	1o,262	–
	6	7	9,374	9,297	1o,16o	1o,856
	7	7	9,214	9,7o5	1o,823	12,26o
	7	8	9,ooo	9,715	1o,698	12,413
	8	8	9,2o6	9,791	11,o23	13,258
	8	9	9,147	1o,o14	11,o18	13,o62
	9	9	9,o61	1o,158	11,484	13,727
	9	1o	8,976	1o,o86	11,328	13,795
	1o	1o	9,o36	1o,175	11,436	13,999
$\begin{pmatrix} 1 & .8 & .8 & .8 \\ .8 & 1 & .8 & .8 \\ .8 & .8 & 1 & .8 \\ .8 & .8 & .8 & 1 \end{pmatrix}$	6	6	9,3o5	9,82o	1o,11o	–
	6	7	9,357	9,986	1o,218	11,4o7
	7	7	9,235	9,731	11,o4o	12,183
	7	8	9,1oo	9,481	1o,376	12,o49
	8	8	9,o8o	9,725	1o,8o8	12,973
	8	9	9,215	9,996	11,246	13,613
	9	9	9,o33	1o,o83	11,337	13,577
	9	1o	8,943	1o,o53	11,287	13,8o6
	1o	1o	8,99o	1o,o96	11,331	14,o51
$\begin{pmatrix} 1 & .8 & .5 & .2 \\ .8 & 1 & .8 & .5 \\ .5 & .8 & 1 & .8 \\ .2 & .5 & .8 & 1 \end{pmatrix}$	5	6	9,32o	9,589	9,498	–
	6	6	9,4o4	9,767	1o,o67	–
	6	7	9,o24	9,334	1o,2o2	1o,871
	7	7	8,913	9,979	1o,774	12,179
	7	8	9,154	9,965	1o,996	12,477
	8	8	9,322	9,675	1o,765	12,959
	8	9	9,183	9,92o	11,o72	13,559
	9	9	9,o52	1o,16o	11,367	13,76o
	9	1o	9,o8o	1o,o48	11,343	13,991
	1o	1o	9,o37	1o,175	11,455	13,963
$\chi^2_{p(c-1)} = \chi^2_4$			9,488	11,143	13,277	18,467

Tabelle: 5.2.2.3.3

Exakte kritische Werte für drei zufällige Stichproben aus bivariaten normalverteilten Grundgesamtheiten.

Korrelations-matrix der Grundgesamtheit	Stichproben-umfänge			Alpha			
	n_1	n_2	n_3	0,05	0,025	0,01	0,001
$\begin{pmatrix} 1 & .5 \\ .5 & 1 \end{pmatrix}$	3	3	3	9,267	10,471	9,709	10,346
	4	3	3	9,479	10,686	10,627	12,349
	4	4	3	9,411	9,794	10,961	13,122
	4	4	4	9,430	10,046	11,274	14,792
	5	4	4	9,411	10,021	11,188	13,836
	5	5	4	9,215	10,260	11,470	14,317
$\begin{pmatrix} 1 & .8 \\ .8 & 1 \end{pmatrix}$	3	2	2	9,845	10,077	11,374	–
	3	3	2	9,138	9,905	10,933	–
	3	3	3	9,198	9,493	10,256	10,872
	4	3	3	9,242	9,488	10,142	11,277
	4	4	3	9,486	9,858	11,027	13,576
	4	4	4	9,780	10,084	11,278	14,177
	5	4	4	9,746	10,091	11,248	14,053
	5	5	4	9,701	10,184	11,384	14,085
$\chi^2_{p(c-1)} = \chi^2_4$				9,488	11,143	13,277	18,467

<u>**Tabelle:** 5.2.2.3.4</u>

Exakte kritische Werte für drei zufällige Stichproben aus vierdimensionalen normalverteilten Grundgesamtheiten.

Korrelations-matrix der Grundgesamtheit	Stichproben-umfänge			Alpha			
	n_1	n_2	n_3	0,05	0,025	0,01	0,001
$\begin{pmatrix} 1 & .5 & .5 & .5 \\ .5 & 1 & .5 & .5 \\ .5 & .5 & 1 & .5 \\ .5 & .5 & .5 & 1 \end{pmatrix}$	3	3	2	16,024	–	–	–
	3	3	3	15,838	16,074	16,298	16,437
	4	3	3	15,755	16,153	16,099	18,025
	4	4	3	15,707	15,914	16,373	18,422
	4	4	4	15,354	15,574	16,357	18,854
	5	4	4	15,543	15,707	16,346	18,606
	5	5	4	15,542	15,675	17,214	20,164
$\begin{pmatrix} 1 & .8 & .8 & .8 \\ .8 & 1 & .8 & .8 \\ .8 & .8 & 1 & .8 \\ .8 & .8 & .8 & 1 \end{pmatrix}$	3	3	3	15,949	16,188	16,461	17,325
	4	3	3	15,829	15,908	16,036	17,889
	4	4	3	15,402	15,768	16,381	18,731
	4	4	4	15,681	15,805	16,274	18,850
	5	4	4	15,617	15,663	16,225	18,119
	5	5	4	15,549	15,707	17,129	19,981
$\begin{pmatrix} 1 & .8 & .5 & .2 \\ .8 & 1 & .8 & .5 \\ .5 & .8 & 1 & .8 \\ .2 & .5 & .8 & 1 \end{pmatrix}$	3	3	2	16.114	–	–	–
	3	3	3	15,826	16,064	16,243	16,370
	4	3	3	15,865	15,976	16,075	17,086
	4	4	3	15,702	15,908	16,367	18,266
	4	4	4	15,577	15,675	16,125	18,593
	5	4	4	15,575	15,668	16,294	18,581
	5	5	4	15,590	15,782	17,318	20,377
$\chi^2_{p(c-1)} = \chi^2_8$				15,507	17,535	20,090	26,125

konnte diese Untersuchung nicht auf größere Stichprobenumfänge erweitert werden, weil die Methode, auch bei Anwendung schneller Computer, in akzeptabler Rechenzeit nicht mehr zu Resultaten führt.
Daher mußte weiterhin geprüft werden, wie die Approximation der exakten Verteilung durch die χ^2-Verteilung ist.

Die kritischen Grenzen folgen bei zufällig variierendem Assoziationsmuster ihrerseits einer Verteilungsfunktion. Abb. 5.2.2.3 zeigt die
empirische Verteilung einer Stichprobe aus einer solchen Funktion.
Die dargestellten kritischen Werte zum 5%-Niveau wurden für 20 Versuche mit je 5 bivariaten Wiederholungen in zwei Stichproben gewonnen. Der χ^2-Wert für $2\cdot(2-1)=2$ Freiheitsgrade beträgt 5,991. Um
diesen Wert streut die empirische Verteilung tatsächlich. Der empirische Streubereich reicht von 5,83 bis 6,12 und ist somit nicht sehr
groß.

Weiterer Aufschluß ist durch eine Inversion der Fragestellung zu erreichen: Es wird nicht mehr gefragt, wo die exakte kritische Grenze
liegt, wenn ein bestimmtes Signifikanzniveau zugrundegelegt wird,
sondern danach, wieviel Prozent der Tests signifikant sind, wenn die
χ^2-Verteilung zur Gewinnung kritischer Grenzen verwendet wird.

Für die Monte-Carlo-Experimente wurden Stichprobenumfänge n_k von 10
und 30 ausgewählt. Die Stichproben wurden anhand eines Zufallszahlengenerators zur Erzeugung multivariater normalverteilter Zufallszahlen (gsf, 1972) mit den in der Tabelle genannten Korrelationsmatrizen gewonnen. Die Stichprobenzahlen pro Monte-Carlo-Experiment waren
c = 2, 3, 4. Für jede Kombination von Stichprobenumfang, Anzahl der
Stichproben und Kovarianzmatrix wurden insgesamt 1000 Monte-Carlo-
Experimente durchgeführt. Auf jedes der 1000 Monte-Carlo-Experimente
wurden drei *scoring*-Methoden angewendet, nämlich KRUSKAL-WALLIS-
Ränge, *normal-scores* und *log-ranks* und danach jeweils die Testgröße L
berechnet. Dieser Wert wurde mit dem χ^2-Perzentil, wie in der Tabelle angegeben, verglichen.

Die Tabellen 5.2.2.4. geben jeweils die Anzahl der Tests an, bei
denen die Prüfgröße L unter den verschiedenen Bedingungen die entsprechenden χ^2-Perzentile überschritten hat und die also als "signifikant"
gegolten hätten. Man kann diesen Tabellen entnehmen, daß man durchaus
berechtigt wäre, auf dem 5%-Niveau den asymptotischen Test aufgrund
der χ^2-Approximation anzuwenden. Unter Zugrundelegung eines Stichprobenumfanges von 30 oder mehr ist offenbar auch ein Test auf dem
1%-Niveau nicht mehr besonders konservativ, vielmehr scheint er nur

Tabelle: 5.2.2.4.1

Anzahl "signifikanter" Resultate des asymptotischen Tests bei 1ooo Monte-Carlo-Experimenten unter H_O bei multivariater Normalverteilung. Auf dieselben Daten werden alle drei Scoring-Methoden angewendet.

Stichproben-Anzahl	Variablen-Anzahl	Korrelations-matrix	Stichproben-umfänge n_k	Scoring-Methode[x]	Nominelles Signifikanzniveau				
					o,3	o,1	o,o5	o,o1	o,oo5
2	2	$\begin{pmatrix} 1. & .3 \\ .3 & 1. \end{pmatrix}$	1o	1.	317	1o6	52	5	4
				2.	343	97	44	5	1
				3.	4o9	129	68	5	2
			3o	1.	297	1o8	5o	13	4
				2.	316	116	63	12	6
				3.	333	1o7	54	11	5
2	2	$\begin{pmatrix} 1. & .5 \\ .5 & 1. \end{pmatrix}$	1o	1.	344	112	55	4	0
				2.	317	121	6o	8	3
				3.	383	126	56	2	0
			3o	1.	298	1o5	6o	12	3
				2.	316	1o9	5o	13	7
				3.	348	112	5o	6	4
2	2	$\begin{pmatrix} 1. & .8 \\ .8 & 1. \end{pmatrix}$	1o	1.	335	1o5	5o	6	3
				2.	33o	125	53	7	2
				3.	4o2	113	5o	4	0
			3o	1.	3o2	1o2	61	5	0
				2.	297	78	36	8	1
				3.	342	114	51	5	3

[x] 1. KRUSKAL-WALLIS
2. VAN DER WAERDEN
3. Log-Ränge

Tabelle: 5.2.2.4.2

Anzahl "signifikanter" Resultate des asymptotischen Tests bei 1ooo Monte-Carlo-Experimenten unter H_O bei multivariater Normalverteilung. Auf dieselben Daten werden alle drei Scoring-Methoden angewendet.

Stichproben-Anzahl	Variablen-Anzahl	Korrelations-matrix	Stichproben-umfänge n_k	Scoring-Methode[x]	Nominelles Signifikanzniveau				
					o,3	o,1	o,o5	o,o1	o,oo5
2	3	$\begin{pmatrix} 1. & .3 & .3 \\ .3 & 1. & .3 \\ .3 & .3 & 1. \end{pmatrix}$	1o	1.	315	1o1	44	2	O
				2.	347	98	45	3	O
				3.	377	1o6	4o	2	O
			3o	1.	32o	99	48	12	5
				2.	339	124	54	5	1
				3.	299	9o	4o	4	2
2	3	$\begin{pmatrix} 1. & .5 & .5 \\ .5 & 1. & .5 \\ .5 & .5 & 1. \end{pmatrix}$	1o	1.	34o	111	5o	9	3
				2.	343	95	47	6	1
				3.	365	1o6	41	1	O
			3o	1.	311	1o8	55	6	5
				2.	338	1o6	56	7	3
				3.	331	114	49	8	4
2	3	$\begin{pmatrix} 1. & .8 & .8 \\ .8 & 1. & .8 \\ .8 & .8 & 1. \end{pmatrix}$	1o	1.	34o	1o2	51	8	1
				2.	359	124	45	8	2
				3.	387	1oo	38	1	O
			3o	1.	3o1	82	47	6	3
				2.	315	.91	41	5	4
				3.	34o	114	51	7	5

[x]   1. KRUSKAL-WALLIS
2. VAN DER WAERDEN
3. Log-Ränge

Tabelle: 5.2.2.4.3

Anzahl "signifikanter" Resultate des asymptotischen Tests bei 1000 Monte-Carlo-Experimenten unter H_O bei multivariater Normalverteilung. Auf dieselben Daten werden alle drei Scoring-Methoden angewendet.

Stichproben-Anzahl	Variablen-Anzahl	Korrelations-matrix	Stichproben-umfänge n_k	Scoring-Methode[x)	Nominelles Signifikanzniveau				
					o,3	o,1	o,05	o,01	o,005
2	3	$\begin{pmatrix} 1. & .3 & .5 \\ .3 & 1. & .3 \\ .5 & .3 & 1. \end{pmatrix}$	1o	1.	335	111	51	3	1
				2.	369	1o6	41	6	2
				3.	4o9	1o5	35	3	O
			3o	1.	3o9	93	47	13	8
				2.	315	93	46	11	5
				3.	342	1o9	57	1o	3
2	3	$\begin{pmatrix} 1. & .8 & .3 \\ .8 & 1. & .8 \\ .3 & .8 & 1. \end{pmatrix}$	1o	1.	347	112	43	3	1
				2.	337	96	34	2	1
				3.	377	11o	45	3	O
			3o	1.	313	11o	54	4	1
				2.	345	115	55	13	3
				3.	333	1o5	43	4	4
2	3	$\begin{pmatrix} 1. & .8 & .5 \\ .8 & 1. & .8 \\ .5 & .8 & 1. \end{pmatrix}$	1o	1.	338	12o	5o	6	3
				2.	355	1o8	51	4	1
				3.	411	128	53	1	1
			3o	1.	3o4	1oo	4o	6	3
				2.	325	116	64	8	5
				3.	338	1o3	45	4	3

[x)
1. KRUSKAL-WALLIS
2. VAN DER WAERDEN
3. Log-Ränge

Tabelle: 5.2.2.4.4

Anzahl "signifikanter" Resultate des asymptotischen Tests bei 1ooo Monte-Carlo-Experimenten unter H_o bei multivariater Normalverteilung. Auf dieselben Daten werden alle drei Scoring-Methoden angewendet.

Stichproben-Anzahl	Variablen-Anzahl	Korrelations-matrix	Stichproben-umfänge n_k	Scoring-Methode[x)]	Nominelles Signifikanzniveau				
					o,3	o,1	o,o5	o,o1	o,oo5
3	2	$\begin{pmatrix} 1. & .3 \\ .3 & 1. \end{pmatrix}$	1o	1.	33o	1oo	54	9	4
				2.	316	98	42	5	1
				3.	368	1o1	43	6	1
			3o	1.	316	96	47	13	5
				2.	3o7	92	37	6	5
				3.	32o	117	56	12	7
3	2	$\begin{pmatrix} 1. & .5 \\ .5 & 1. \end{pmatrix}$	1o	1.	365	122	57	8	4
				2.	353	12o	52	6	5
				3.	376	121	49	7	3
			3o	1.	334	121	59	9	3
				2.	3o7	97	42	7	3
				3.	3o2	1o8	53	8	6
3	2	$\begin{pmatrix} 1. & .8 \\ .8 & 1. \end{pmatrix}$	1o	1.	312	1o9	48	6	2
				2.	322	1o8	47	6	1
				3.	333	1o7	39	4	1
			3o	1.	298	122	55	11	5
				2.	294	1o9	48	1o	2
				3.	286	92	42	5	1

[x)]
1. KRUSKAL-WALLIS
2. VAN DER WAERDEN
3. Log-Ränge

Tabelle: 5.2.2.4.5

Anzahl "signifikanter" Resultate des asymptotischen Tests bei 1000 Monte-Carlo-Experimenten unter H_O bei multivariater Normalverteilung. Auf dieselben Daten werden alle drei Scoring-Methoden angewendet.

Stichproben-Anzahl	Variablen-Anzahl	Korrelations-matrix	Stichproben-umfänge n_k	Scoring-Methode[x]	Nominelles Signifikanzniveau				
					o,3	o,1	o,o5	o,o1	o,oo5
3	3	$\begin{pmatrix} 1. & .3 & .3 \\ .3 & 1. & .3 \\ .3 & .3 & 1. \end{pmatrix}$	1o	1.	336	93	48	5	3
				2.	362	1o8	42	5	1
				3.	343	97	43	5	3
			3o	1.	298	116	59	9	5
				2.	32o	115	52	1o	4
				3.	339	12o	59	9	6
3	3	$\begin{pmatrix} 1. & .5 & .5 \\ .5 & 1. & .5 \\ .5 & .5 & 1. \end{pmatrix}$	1o	1.	3oo	92	42	8	5
				2.	333	95	43	4	1
				3.	362	1o6	46	5	1
			3o	1.	3o3	91	44	6	2
				2.	3o1	1o1	54	9	5
				3.	313	95	44	6	4
3	3	$\begin{pmatrix} 1. & .8 & .8 \\ .8 & 1. & .8 \\ .8 & .8 & 1. \end{pmatrix}$	1o	1.	342	99	55	6	2
				2.	356	112	41	6	1
				3.	353	1o5	37	4	1
			3o	1.	3o2	111	44	1o	6
				2.	379	89	42	5	4
				3.	336	1o9	54	7	2

[x] 1. KRUSKAL-WALLIS
2. VAN DER WAERDEN
3. Log-Ränge

<u>Tabelle: 5.2.2.4.6</u>

Anzahl "signifikanter" Resultate des asymptotischen Tests bei 1ooo Monte-Carlo-Experimenten unter H_O bei multivariater Normalverteilung. Auf dieselben Daten werden alle drei Scoring-Methoden angewendet.

Stichproben-Anzahl	Variablen-Anzahl	Korrelations-matrix	Stichproben-umfänge n_k	Scoring-Methode[x]	Nominelles Signifikanzniveau				
					o,3	o,1	o,o5	o,o1	o,oo5
3	3	$\begin{pmatrix} 1. & .5 & .3 \\ .5 & 1. & .5 \\ .3 & .5 & 1. \end{pmatrix}$	1o	1.	3o1	76	32	4	2
				2.	318	94	36	4	2
				3.	347	1o1	44	8	3
			3o	1.	3o3	85	42	8	3
				2.	288	99	46	11	3
				3.	313	1o4	5o	3	1
3	3	$\begin{pmatrix} 1. & .8 & .3 \\ .8 & 1. & .8 \\ .3 & .8 & 1. \end{pmatrix}$	1o	1.	32o	1o6	47	7	2
				2.	336	1o4	46	3	2
				3.	385	1oo	38	6	1
			3o	1.	331	117	6o	6	1
				2.	3o3	1o6	56	11	4
				3.	318	9o	4o	4	1
3	3	$\begin{pmatrix} 1. & .8 & .5 \\ .8 & 1. & .8 \\ .5 & .8 & 1. \end{pmatrix}$	1o	1.	329	1o3	42	5	2
				2.	3o8	95	39	4	1
				3.	333	95	41	7	1
			3o	1.	299	1o5	58	11	3
				2.	31o	96	49	16	7
				3.	3o7	93	45	6	4

[x]   1. KRUSKAL-WALLIS
2. VAN DER WAERDEN
3. Log-Ränge

Tabelle: 5.2.2.4.7

Anzahl "signifikanter" Resultate des asymptotischen Tests bei 1000 Monte-Carlo-Experimenten unter H_O bei multivariater Normalverteilung. Auf dieselben Daten werden alle drei Scoring-Methoden angewendet.

Stichproben-Anzahl	Variablen-Anzahl	Korrelations-matrix	Stichproben-umfänge n_k	Scoring-Methode[x)]	Nominelles Signifikanzniveau				
					o,3	o,1	o,o5	o,o1	o,oo5
4	2	$\begin{pmatrix} 1. & .3 \\ .3 & 1. \end{pmatrix}$	1o	1.	366	1o5	54	1o	4
				2.	343	115	49	7	1
				3.	348	97	35	1	0
			3o	1.	3o4	88	39	11	6
				2.	315	86	44	4	3
				3.	321	96	47	11	6
4	2	$\begin{pmatrix} 1. & .5 \\ .5 & 1. \end{pmatrix}$	1o	1.	334	1o5	46	9	6
				2.	35o	99	4o	6	3
				3.	331	92	33	8	3
			3o	1.	319	97	41	1o	6
				2.	282	1o3	62	11	6
				3.	312	1o3	52	9	3
4	2	$\begin{pmatrix} 1. & .8 \\ .8 & 1. \end{pmatrix}$	1o	1.	3o4	91	37	2	1
				2.	328	113	6o	6	2
				3.	357	1o4	46	7	5
			3o	1.	322	1o6	54	6	1
				2.	326	1oo	51	9	3
				3.	33o	89	53	8	5

x) 1. KRUSKAL-WALLIS
    2. VAN DER WAERDEN
    3. Log-Ränge

Tabelle: 5.2.2.4.8

Anzahl "signifikanter" Resultate des asymptotischen Tests bei 1ooo Monte-Carlo-Experimenten unter H_O bei multivariater Normalverteilung. Auf dieselben Daten werden alle drei Scoring-Methoden angewendet.

Stichproben-Anzahl	Variablen-Anzahl	Korrelations-matrix	Stichproben-umfänge n_k	Scoring-Methode[x)]	Nominelles Signifikanzniveau				
					o,3	o,1	o,o5	o,o1	o,oo5
4	3	$\begin{pmatrix} 1. & .3 & .3 \\ .3 & 1. & .3 \\ .3 & .3 & 1. \end{pmatrix}$	1o	1.	3o9	93	42	5	1
				2.	332	1o4	53	1o	4
				3.	338	93	34	5	3
			3o	1.	315	1o2	53	8	5
				2.	291	94	44	7	3
				3.	3o8	8o	42	6	2
4	3	$\begin{pmatrix} 1. & .5 & .5 \\ .5 & 1. & .5 \\ .5 & .5 & 1. \end{pmatrix}$	1o	1.	321	1o2	44	5	1
				2.	344	11o	39	5	2
				3.	332	89	52	5	2
			3o	1.	3o6	1o1	5o	9	5
				2.	335	95	51	8	5
				3.	322	1o9	55	13	7
4	3	$\begin{pmatrix} 1. & .8 & .8 \\ .8 & 1. & .8 \\ .8 & .8 & 1. \end{pmatrix}$	1o	1.	32o	94	38	2	1
				2.	322	92	32	5	4
				3.	363	1o6	34	3	2
			3o	1.	284	89	4o	7	2
				2.	326	1o7	54	7	4
				3.	297	96	46	7	3

[x)] 1. KRUSKAL-WALLIS
2. VAN DER WAERDEN
3. Log-Ränge

Tabelle: 5.2.2.4.9

Anzahl "signifikanter" Resultate des asymptotischen Tests bei 1000 Monte-Carlo-Experimenten unter H_0 bei multivariater Normalverteilung. Auf dieselben Daten werden alle drei Scoring-Methoden angewendet.

Stichproben-Anzahl	Variablen-Anzahl	Korrelations-matrix	Stichproben-umfänge n_k	Scoring-Methode[x)	Nominelles Signifikanzniveau				
					o,3	o,1	o,o5	o,o1	o,oo5
4	3	$\begin{pmatrix} 1. & .3 & .5 \\ .3 & 1. & .3 \\ .5 & .3 & 1. \end{pmatrix}$	1o	1.	324	1o2	5o	5	0
				2.	3o3	88	4o	6	3
				3.	351	99	37	1	1
			3o	1.	288	94	4o	6	3
				2.	3oo	95	45	6	3
				3.	322	1o2	52	9	3
4	3	$\begin{pmatrix} 1. & .8 & .3 \\ .8 & 1. & .8 \\ .3 & .8 & 1. \end{pmatrix}$	1o	1.	311	96	45	8	5
				2.	3o4	99	45	7	2
				3.	345	1o8	42	3	1
			3o	1.	3oo	112	45	6	4
				2.	296	1oo	54	7	2
				3.	282	95	41	5	4
4	3	$\begin{pmatrix} 1. & .8 & .5 \\ .8 & 1. & .8 \\ .5 & .8 & 1. \end{pmatrix}$	1o	1.	3o6	85	3o	3	1
				2.	298	87	44	6	3
				3.	332	97	42	6	2
			3o	1.	31o	1o1	55	9	4
				2.	326	1i3	45	9	4
				3.	31o	94	5o	8	4

[x)   1. KRUSKAL-WALLIS
2. VAN DER WAERDEN
3. Log-Ränge

leicht verminderte Irrtumswahrscheinlichkeiten zu ergeben. Ein Test
auf dem 0,5%-Niveau scheint dagegen bei beiden gewählten Stichprobenumfängen konservativ auszufallen, ebenso wie der Test auf dem
1%-Niveau und dem kleineren Stichprobenumfang.

Nach diesen Resultaten kann davon ausgegangen werden, daß der Test
in der praktischen Anwendung zu korrekten Resultaten führt. Bei
Stichprobenumfängen unter 5 und 3 oder weniger Stichproben ist die
Durchführung als exakter Test zu bevorzugen. Bei größeren Stichprobenumfängen kann die χ^2-Approximation verwendet werden, wenn Formel
5.2.1.1 der Berechnung zugrundegelegt wird.

5.2.3 Entwicklung von Programmen für die Durchführung multivariater verteilungsunabhängiger Tests

Nach dem bisher Dargestellten ist die Durchführung eines solchen
Tests mühsam. Bei größeren Stichprobenumfängen ist allerdings die
Testgröße L ausreichend gut χ^2-verteilt mit $p(c-1)$ Freiheitsgraden.
Die Berechnung der Testgröße ist aber trotzdem mit einiger Mühe ver-
bunden wegen der Berechnung der Inversen der Kovarianzmatrix und der
Bildung der quadratischen Formen. Ganz undurchführbar wird der Test
aber, wenn man für nicht so sehr kleine Stichprobenumfänge die zum
Assoziationsmuster gehörige Verteilung für die Größe L durch Bildung
aller Kombinationen herstellen muß.

Für den Fall des Zwei-Stichproben-Tests gilt, daß es $\binom{N}{n_k}$ verschiedene Kombinationen gibt. Das sind in den bisherigen Beispielen also
$\binom{10}{5} = 252$ Möglichkeiten. Im allgemeinen Fall von k Stichproben gibt
es $\dfrac{N!}{\prod\limits_{k}^{c} n_k!}$ Kombinationen.

Daher war es erforderlich, entsprechende EDV-Programme zu entwickeln.
Dieser Weg ist bei der weiten Verbreitung, die die Großrechner in
den letzten Jahren gewonnen haben, durchaus gangbar.

Unsere Programme nehmen bei der Auswertung kleinerer Versuche die
entsprechende kombinatorische Signifikanzermittlung vor; bei Stichprobenumfängen über 5 und/oder mehr als 3 Stichproben wird auf die
χ^2-Approximation zurückgegriffen.

Hier noch einige technische Mitteilungen zu den Programmen:
Sie sind in ANSI-FORTRAN ohne jede maschinenspezifische Erweiterung
geschrieben und haben sich bei Probeläufen auf verschiedenen Anlagen

als einigermaßen portabel erwiesen. Die Probleme der Rechengenauig-
keit sind ebenfalls berücksichtigt: Die Bildung von Rangsummen und
Kovarianzmatrizen auf der Basis von Rängen ist für realistische
Stichprobenumfänge unproblematisch. Die Inversion der Kovarianzmatrix
wird in doppelter Genauigkeit vorgenommen, und es werden Nachitera-
tionen nach SCHULZ durchgeführt. Dabei gewinnt man aus der Abweichung
des Produktes der Originalmatrix und ihrer Inversen von der Einheits-
matrix Informationen über evtl. erforderliche Korrekturen. Wenn diese
Abweichungen eine festgelegte Schranke unterschreiten, dann arbeitet
das Programm weiter, im anderen Falle muß man selbst eingreifen.

5.2.4 Auswertung der Versuchsergebnisse von Abschnitt 5.1.2.1

Insgesamt 32 Patienten wurden im Rahmen der Studie beobachtet. Im
strengen Doppel-Blind-Versuch hatte aufgrund der Randomisation die
Hälfte der Patienten das zu prüfende Novum und die andere Hälfte das
Standardglykosid in der hierfür üblichen Dosis erhalten. Die Ergebnisse sind der Tabelle 5.2.4.1 zu entnehmen.

Tabelle 5.2.4.1

Novum-Gruppe				Standard-Gruppe			
1. Variable		2. Variable		1. Variable		2. Variable	
Werte n.1 Woche		Werte n.3 Wochen		Werte n.1 Woche		Werte n.3 Wochen	
Werte	Rang	Werte	Rang	Werte	Rang	Werte	Rang
o,766	6,o	1,98o	25,o	1,16o	3o,o	1,94o	24,o
o,835	11,o	1,15o	7,o	o,82o	1o,o	1,88o	22,o
o,576	1,o	1,ooo	1,o	o,973	18,o	2,19o	28,o
o,977	19,o	1,13o	4,o	o,9o4	16,o	2,61o	31,o
1,1oo	28,o	1,13o	4,o	1,o9o	26,o	1,82o	18,5
o,79o	9,o	1,o5o	2,o	1,o9o	26,o	2,o7o	27,o
1,o22	21,o	1,86o	21,o	1,17o	31,o	1,54o	13,o
1,o5o	24,o	1,92o	23,o	1,o4o	22,5	2,85o	32,o
1,o9o	26,o	1,56o	14,o	1,o4o	22,5	2,31o	3o,o
o,753	4,5	1,655	16,o	1,14o	29,o	1,82o	18,5
o,753	4,5	1,72o	17,o	1,24o	32,o	1,57o	15,o
o,722	2,o	1,14o	6,o	o,785	8,o	1,13o	4,o
o,886	15,o	1,21o	8,o	1,ooo	2o,o	1,47o	11,o
o,725	3,o	1,23o	9,o	o,885	14,o	1,5o7	12,o
o,967	17,o	2,22o	29,o	o,774	7,o	1,36o	1o,o
o,873	13,o	1,822	2o,o	o,853	12,o	2,o4o	26,o

Die Kovarianzmatrix ist

$$\Sigma = \begin{pmatrix} 85,15625o & 27,46875o \\ 27,46875o & 85,171875 \end{pmatrix}$$

Die Korrelation zwischen der 1. und 2. Variablen ist demnach recht
niedrig. Sie beträgt 27,27 : 85,16 = 0,32. Dieser niedrige Korrelationskoeffizient zeigt an, daß die Verläufe von Individuum zu Individuum deutlich verschieden sind und legt bereits den Verdacht nahe,
daß sich hiervon eine glykosidtypische Verlaufsgestalt kaum abheben
lassen wird. Der x-Vektor der ersten Stichprobe ist (-3,75; -3,625)
und bei der zweiten Stichprobe (3,75; 3,625). Demnach sind also die
stochastisch kleineren Werte zu beiden Zeitpunkten in der Novum-
Gruppe zu finden. Die Teststatistik L ist 7,49. Sie kann bei der
Größe der Stichprobe nach unseren Ergebnissen anhand der χ^2-Vertei-
lung mit zwei Freiheitsgraden beurteilt werden. Der globale Unterschied zwischen den beiden Stichproben ist demnach signifikant.

Das Versuchsergebnis muß wohl so interpretiert werden, daß die ge-
wählte Dosierung des Novum nicht dem Standard äquivalent ist. Da das
aber die Voraussetzung für den Versuchsplan war, ist der Versuch als
gescheitert zu bezeichnen. Ein geeigneterer Versuchsplan hätte mehrere Dosisgruppen für die Novum-Therapie vorsehen müssen.

5.3 Eigenschaften der Tests bei Gültigkeit einer Alternativhypothese

Unsere Untersuchungen haben gezeigt, wie die multivariaten *Rank-
Scores*-Tests durchzuführen sind, damit die Ablehnung der Nullhypothese die Wahrscheinlichkeit α nicht überschreitet, wenn die Nullhypothese gilt. Wenn eine Alternativhypothese gilt, wenn sich also die Wirkungen auf einzelne Stichproben unterscheiden, dann muß ein guter
Test diese Unterschiede mit hoher Wahrscheinlichkeit aufdecken. Unter
Alternativhypothesen wandern die Punktwolken für die einzelnen Stichproben auseinander. Auch wenn dabei - was wir nicht voraussetzen müssen - die Kovarianzmatrix für die einzelnen Stichproben nur geringe
zufällige Unterschiede zeigen, so ändert sich doch die gemeinsame
Kovarianzmatrix. Alle kombinatorischen Tests greifen aber auf ein
solches gemeinsames Streuungsmaß zurück. Sie unterscheiden sich damit wesentlich von den klassischen Tests.

Die Rang-und Rank-Scores-Tests ändern allerdings die zugrundegelegten Varianzen nicht, weil diese nur von der Anzahl der Ränge und damit dem Stichprobenumfang abhängig sind. Wohl aber ändern sich unter
Alternativhypothesen die Kovarianzen bzw. die Korrelationskoeffizienten. Diese wachsen, wenn die Stichproben in Richtung der Hauptachsen

der Streuungsellipsen oder Ellipsoiden der Ausgangsverteilung wandern, und schrumpfen, wenn sich die Stichproben in Richtung der kleinen Achsen auseinanderbewegen. Das gemeinsame Streuungsellipsoid, das ja der Kovarianzmatrix entspricht, streckt oder verbreitert sich entsprechend. Da aber am Überschreiten einer entsprechenden elliptischen Grenze die Zufälligkeit eines Testergebnisses durch die quadratische Form (s. Gleichung 5.2.1.1) zu messen ist, hängt die Macht – die Wahrscheinlichkeit, eine Wirkung vom Zufall unterscheiden zu können – anders als bei den klassischen Tests von der Richtung dieser Wanderung im p-dimensionalen Raum ab. Das ist der Schlüssel zum Verständnis des Verhaltens dieser Tests gegenüber Alternativhypothesen.

PURI und SEN (1971, S. 211) geben abstrakte Hinweise zur ARE (asymptotische relative Effizienz bei gegebener Normalverteilung von Grundgesamtheiten und Verschiebungsalternativen im Vergleich zu T^2-Tests, die auf eben dieser Annahme basieren). Für den Fall zweier bivariater Grundgesamtheiten bestimmten CHATTERJEE und SEN (1964) die ARE. Da das asymptotische Verhalten nicht unbedingt über die Effizienz bei kleinen Stichproben Auskunft gibt, führten BHATTACHARYYA et al. (1971) Monte-Carlo-Studien durch. Sie verglichen ihre Ergebnisse mit den Resultaten aus der Formel bei CHATTERJEE und SEN (1964). Dabei finden sie teilweise massive Abweichungen: Die ARE soll sich zwischen 0,87 und 0,97 bewegen, die Effizienz bei sehr kleinen Stichproben scheint sich zwischen rund 0,5 und 1,1 zu bewegen. Dieses Verhalten können die Autoren nicht erklären. Dies scheint weitere Untersucher entmutigt zu haben. Jedenfalls unterblieben praxisorientierte Studien.

Der scheinbare Widerspruch entstand, weil nicht beachtet wurde, daß sich die Kovarianzen, wie wir gesehen haben, nicht nur durch die Verwendung von Rank-Scores statt Ausgangsdaten, sondern auch durch die Wanderungsrichtung der Stichproben ändern. Bei richtiger Berechnung verhalten sich ARE und Effizienz bei kleinen Stichproben gleichsinnig. Die Rank-Scores-Tests ändern ihr Verhalten nicht, wenn sich der Stichprobenumfang ändert. Aus der Arbeit von BHATTACHARYYA et al. (1971) ergibt sich kein Hindernis für ihre praktische Anwendung.

Allerdings weisen die Ergebnisse von BHATTACHARYYA erstmals deutlich auf eine andere Fragestellung von Rank-Scores-Tests und klassischen Tests hin. Die klassischen Tests prüfen auf Verschiebung von Erwartungswerten. Das ist in der klinischen Realität aber, wie wir bisher gesehen haben, keine sinnvolle Frage. Mit den Rang-Tests (als Untermenge der Rank-Scores-Tests) prüfen wir in jeder Dimension auf sto-

chastische Unterschiede, und die Kovarianzmatrix beschreibt nicht
das Verhalten von hypothetischen Grundgesamtheiten, sondern der zu
den Daten gehörenden Maßzahlen (s.Kap. 3.1.1 und 5.2.1) für stochastische Unterschiede.

5.4 Bemerkungen zum Change-Over-Design

Der Grundgedanke des Change-Over-Designs ist einfach: Um die große
biologische Variabilität zwischen den Personen im Versuch auszuschal-
ten, vergleicht man nicht Versuchs- mit Kontrollgruppen, sondern betrachtet jede Person als ihre eigene Kontrolle. Jede Person muß also
Vergleichs- und Prüftherapie erhalten. Da aber entweder rechts-links-
Vergleiche (bei lokaler Therapie) oder Zeitverschiebungen der Therapien notwendig sind, muß ein Seiten- oder Zeiteffekt ausgeschaltet
werden. Das Change-Over-Design versucht, wie der Name sagt, dieses
Problem durch Austausch zu lösen. Jede Person wird zufällig zu einem
der möglichen Muster zugeteilt: rechts A, links B oder rechts B,
links A bzw. zuerst A, dann B oder zuerst B, dann A. Bei zeitlicher
Folge kommen auch mehr als 2 Therapien und damit mehr mögliche Rei-
henfolgen in Betracht. Im folgenden beschränken wir uns wegen der
einfacheren Verhältnisse auf zwei Therapieformen und zeitliche Folgen.

5.4.1 Zwei-Perioden-Change-Over-Design

In jeder der beiden Perioden erhält der Patient entweder die eine
oder die andere Therapie. Er steht außerdem unter dem Einfluß der
vergehenden Zeit. In der zweiten Periode kann zusätzlich eine Nachwirkung von der Therapie der ersten Periode auftreten. Diese Einflußgrößen lassen sich entsprechend der Tabelle 5.4.1.1 darstellen:

Tabelle 5.4.1.1: Einflußgrößen im Zwei-Perioden-Change-Over-Design. A, B: Therapieform A bzw. B; T_1 : Zeiteffekt in der 1. Periode; T_2 : Zeiteffekt in der 2. Periode; P_{ij}: Effekt der i-ten Person innerhalb der j-ten Sequenzgruppe.

		Einflußgrößen in	
Sequenz	Person	Periode 1	Periode 2
1	11	A T_1 P_{11}	B T_2 N_A P_{11}
	12	P_{12}	P_{12}
	.	.	.
	.	.	.
	.	.	.
	$1n_1$	P_{1n_1}	P_{1n_1}
2	21	B P_{21}	A N_B P_{21}
	22	P_{22}	P_{22}
	.	.	.
	.	.	.
	.	.	.
	$2n_2$	P_{2n_2}	P_{2n_2}

Die Meßergebnisse, die unter diesen Einflußgrößen zustande kommen, enthalten außerdem noch einen zufälligen Fehler, der zwischen den Perioden nicht unkorreliert ist.

Eine globale Auswertung dieser je zwei Meßwerte pro Person ist ohne weiteres mit dem Verfahren aus Kap. 5.2 möglich. Wenn sich A und B, sei es in Hauptwirkung und/oder Nebenwirkung unterscheiden, so sind die Verläufe verschieden.

Nun möchte man aber keine solchen Globalaussagen treffen, sondern testen, ob Hauptwirkungen vorhanden sind. Nachwirkungen sind erst in zweiter Linie von Bedeutung. Um die einzelnen Wirkungen der Einfluß- größen eliminieren zu können, muß man wissen, in welcher Weise sie sich überlagern. Es ist üblich anzunehmen, sie überlagerten sich additiv. Nachdem es aber nicht sinnvoll ist, eine Addition von Haupt- wirkungen vorauszusetzen (s. Kap. 4.4), ist auch die Addition von

Haupt- und Nach- und Zeitwirkungen nicht naheliegend. In der Pharmakokinetik, die in der Praxis besonders häufig Change-Over-Designs anwendet, ist die Personenkonstante P_{ij} außerdem als Verdünnungsfaktor für die Prüfsubstanz definiert und damit nicht additiv, sondern multiplikativ zu verknüpfen.

Im Rahmen des Zwei-Perioden-Designs könnte man nun eine additive Verknüpfung ohne sachliche Interpretation als Grundlage einer Definition der Wirkungsanteile hinnehmen. Bei KOCH (1972) findet sich hierzu ein nonparametrisches Auswertungsverfahren. In Gegenwart von Nachwirkungen lassen sich aber mit keinem Verfahren beide Perioden für die Prüfung der Hauptwirkungen heranziehen, somit geht der Vorteil des Change-Over-Designs trotz der bedenklichen Annahmen verloren. Die Prüfung von Nachwirkungen ließe sich schließlich auch mit einfacheren Versuchsplänen durchführen: Die Nachwirkung von A kann beobachtet werden, wenn alle Patienten zuerst A erhalten, und dann ein Teil nichts mehr (vorausgesetzt, ein solcher Versuch ist ethisch gerechtfertigt). Man versucht nun gelegentlich einer Nachwirkung, die ja Restwirkung, überdauernder Heileffekt, Enzyminduktion, "bedingter Reflex" u.a. sein kann, dadurch aus dem Wege zu gehen, daß man eine genügend lange Zeit zwischen den Perioden verstreichen läßt. Abgesehen von ethischen Problemen (wegen längerer Behandlungspause),organisatorischen Schwierigkeiten (weil die Patienten zur zweiten Periode nicht oder nicht rechtzeitig wiederkommen),nützt dieses Vorgehen zumeist nichts, weil dann die Personkonstante P_{ij} so klein wird, daß die Person in der ersten und zweiten Periode fast so verschieden ist wie zwei Personen.

Unser Hauptargument gegen Change-Over-Designs ist jedoch das im Kapitel 6 vorzusehende Verfahren, das genau das leistet, was das Change-Over-Design nur versprach: die Kontrolle jeder Person an sich selbst.

5.5   Zusammenfassung

Multivariate Methoden haben in der Medizin ein breites Anwendungsgebiet, wenn mehrere Zielvariable gleichzeitig beobachtet werden. Allerdings liefern multivariate Tests nur globale Aussagen über die Gesamtheit dieser Zielvariablen. Daher ist man bestrebt, möglichst doch univariate Zielgrößen zu finden. Wege hierzu sollten immer im Auge behalten werden.

Für Studien, bei denen eine solche Reduktion zum univariaten Fall nicht möglich oder sinnvoll ist, müssen robuste Tests gefunden werden.

Ausgehend von einer praktischen Versuchsplanung erläutern wir eine Methode von PURI und SEN (1971). Die Eigenschaften der entsprechenden Testgröße haben wir anhand umfangreicher Monte-Carlo-Experimente beurteilt. Dabei zeigte es sich, daß ein in der Literatur häufig angegebener Korrekturfaktor dieser Testgröße zu unnötig konservativen Ergebnissen führt. Der Test ohne Korrekturfaktor kann unbedenklich bei Stichprobenumfängen über fünf Fällen pro Verfahren oder mehr als drei Verfahren anhand der χ^2-Verteilung beurteilt werden. Nur bei kleineren Stichprobenumfängen ist die Durchführung als *exakter kombinatorischer Test* durchzuführen. Entsprechende EDV-Programme bieten wir an.

6. Rank-Scores-Kovarianzanalyse

Die in Kapitel 5 behandelten multivariaten Analysetechniken lassen
sich für einen Sonderfall abwandeln. Dieser Sonderfall ist in der
klinischen Forschung sogar häufiger gefragt als der nur im logischen
Sinn allgemeine Fall.

Im allgemeinen Fall prüfen die multivariaten Tests einen Effekt bei
mehreren Meßgrößen als Zielvariablen. Dabei berücksichtigen sie den
Zusammenhang zwischen diesen Meßgrößen.

Betrachten wir nun im Sonderfall eine dieser Meßgrößen als eigentliche Zielvariable der Studie und die Abhängigkeit dieser Zielvariablen
von den anderen Variablen, den "Kovariablen", als Störeinfluß auf die
Zielvariable. Dann muß es unser Ziel sein, den Einfluß der Kovariablen zu eliminieren, um so ein schärferes, nicht durch die Kovariablen verwischtes Bild zu erhalten.

Die klassische Kovarianzanalyse setzt im Gegensatz zur Methode der
Rank-Scores-Kovarianzanalyse voraus, daß die Art der Abhängigkeit
der Kriteriums- von den Kovariablen bekannt ist, und daß diese Abhängigkeit linear ist.

In der klinischen Medizin wie in der Psychologie ist jedoch der
Funktionstyp dieser Abhängigkeit oft nicht nur unbekannt, sondern
nicht angebbar, weil zumindest einige der Variablen nur anhand einer
Ordinalskala gemessen werden können. Wir müssen mit der Annahme einer
irgendwie gearteten monotonen Abhängigkeit - sei sie nun näherungsweise hyperbolisch, logistisch, linear oder sonstwie - auskommen.
Durch die Verwendung von Rängen und dem notwendigerweise kombinatorischen Test ist diese Forderung erfüllbar.

6.1 Anwendungsgebiete

Zwei Typen von Kovariablen sind in der klinischen Forschung von größ-
ter Bedeutung: zum einen die Ausgangswerte vor Beginn einer Studie,
gemessen in der selben Methode wie die Erfolgswerte, und zum anderen
Meßgrößen, die den "inneren Zustand" einer Person zum Zeitpunkt der
Erfolgsmessung charakterisieren.

6.1.1 Kontrolle des Kriteriums an Ausgangswerten

Ein Versuchsplan muß vor Beginn einer Studie festlegen, wie die Wirkung der streng zufällig den Versuchspersonen zugeteilten Versuchsbedingungen (Behandlungen) bestimmt werden soll.

Viele solcher Kriteriumsvariablen können zwar am selben Patienten nur einmal erhoben werden, wie z.B. die Überlebenszeit, oder sie können nur innerhalb der Studie erhoben werden, wie z.B. die für einen Schwelleneffekt erforderliche Dosis. Wenn aber die Kriteriumsvariable wiederholt bestimmt werden kann, so wird man dies häufig schon vor Behandlungsbeginn durchführen. Diese Ausgangswerte charakterisieren später entweder die Zielgesamtheit oder dienen später der Verbesserung des Tests. Öfters besteht nämlich auch eine Beziehung zwischen diesen Ausgangswerten und den Behandlungserfolgen. Dann hätte man natürlich gerne jeden Patienten als seine eigene Kontrolle.

Der Einfluß des Ausgangswertes auf den Endwert ist nicht nur von Zufallseinflüssen überlagert, sondern, wie dargelegt, auch in seiner Gestalt nicht vorhersehbar. Er ist aber, wenn er überhaupt vorhanden ist, monoton wachsend oder fallend: z.B. je höher die Ausgangswerte, desto höher oder niedriger auch die Endwerte. Diesen Einfluß gilt es zu eliminieren.

6.1.2   Elimination einer Störgröße

Eine Störgröße ist eine Variable, von der bekannt ist, daß sie die in einer Studie vorgesehene Kriteriumsvariable verändern kann, und die im Versuch nicht konstant gehalten werden kann. Als Beispiel diene die mechanische Herzfunktion:

Ein häufig benutzter Indikator für die Kontraktilität des Herzens sind die systolischen Zeitintervalle. Unter den Faktoren, die systolische Zeitintervalle beeinflussen, besitzt die Herzfrequenz die größte Bedeutung. Es ist seit langem bekannt, daß systolische Zeitintervalle mit Anstieg der Herzfrequenz kürzer werden. Verschiedene Medikamente verändern die Herzkontraktilität, für die die systolischen Zeitintervalle ein Maß sind; der Einfluß der Herzfrequenz ist zu eliminieren.

Über die Art der Abhängigkeit dieses indirekten Maßes für die Kontraktilität von der Herzfrequenz besteht keine Einigkeit. (WOLF et al. (1979)). Einigkeit besteht nur darüber, daß eine streng monoton fallende Abhängigkeit besteht.

6.2   Beschreibung der Methode

Die Rank-Scores-Kovarianzanalyse basiert auf denselben anschaulichen Gegebenheiten, wie die multivariaten Rank-Scores-Tests. Man muß für

alle Variablen, d.h. Kriteriums- wie Kovariable über die Gesamt-
stichprobe Ränge oder andere Rank-Scores zuteilen. Der Test nimmt
dann wieder Bezug auf alle kombinatorisch möglichen Aufteilungen der
Rangtupel oder Rank-Scores-Tupel auf die einzelnen "Stichproben".
Anschaulich ergeben sich dabei Bilder, wie sie den Abbildungen
5.2.1.1, 5.2.2.1 oder auch 5.2.2.2 entsprechen.

Nehmen wir an, die Variable 1 sei die Kriteriumsvariable, die anderen Variablen (in den Abbildungen: die eine andere Variable)seien die
Kovariablen. Dann unterscheidet sich das weitere Vorgehen vom multivariaten Test. Es gilt nun nicht, Ellipsen gleicher Entfernung vom
Zentrum der Punktwolke zu finden. Vielmehr ist zunächst die Abhängigkeit der Rank-Scores-Summen der möglichen Ränge der Kriteriumsvariablen von den entsprechenden Summen der Kovariablen als lineare
Regression zu beschreiben. Die Abweichungen der Rang- oder Rank-
Scores-Summen von der Geraden bilden die Prüfverteilung, der Wert
der Aufteilung in Stichproben, wie sie im Versuchsergebnis realisiert ist, ist der Testwert, der hieran zu messen ist.

Im Falle zweier Stichproben, die anhand von Rangsummentests beurteilt werden sollen, bedeutet das: Die Rangsumme des WILCOXON-MANN-
WHITNEY-Tests, korrigiert um ihre lineare Regression zu den möglichen Rangsummen der Kovariablen, ist die Testgröße.

Formelmäßig kann man mit PURI und SEN (1971, S. 215 ff) das Vorgehen so darstellen: Man bestimmt den Vektor $\vec{x}$ und die Matrix Σ wie in
Kap. 5. Dann errechnet sich die korrigierte Komponente x_i^* des Vektors $\vec{x}^*$ nach der Formel:

$$x_i^* = \sum_{k=1}^{p} \frac{A_{k1}}{A_{11}}\, x_i \quad ,$$

dabei ist k der Index für die p Variablen und i der Stichprobenindex
für die erste bis c-te Stichprobe.

A_{k1} ist dabei die Adjunkte (algebraisches Komplement) des Elementes
s_{k1} der Kovarianz-Matrix. Dies ist eine Unterdeterminante (p-1)-ter
Ordnung, die sich aus der gegebenen Matrix durch Streichen der k-ten
Zeile und der 1-ten Spalte ergibt. Das Vorzeichen der Adjunkten A_{k1}
berechnet sich je nachdem, ob k+1 eine gerade oder ungerade Zahl ist,
zu plus oder minus.

Eine quadratische Norm des Vektors $\vec{x}^*$ mit der verallgemeinerten Inversen der Kovarianz-Matrix Σ als Unterscheidungsmaß führt zu folgender Teststatistik:

$$L^* = \frac{A_{11}}{|\Sigma|} \sum_{i=1}^{c} n_i \, x_i^{*2}$$

$$\text{mit } |\Sigma| = \det \Sigma$$

In PURI und SEN (1971, S. 216) wird gezeigt, daß sich die kombinatorische Prüfverteilung von L^* asymptotisch einer χ^2-Verteilung mit c-1 Freiheitsgraden (c : Anzahl der Stichproben) nähert.

6.2.1 Beispiel

Das folgende stark vereinfachte Beispiel zur Rank-Scores-Kovarianzanalyse soll den Rechenweg dieses Verfahrens erläutern.

1. Es werden Meßwerte von vier Personen, denen streng zufällig ein Medikament A/B zugeteilt wurde, erhoben. Bei jeder Versuchsperson werden ein mittleres systolisches Zeitintervall, welches eine Realisation der abhängigen Kriteriumsvariablen darstellt, und die mittlere Zeit für einen Herzschlag, welche die Realisation für die Kovariable ist, bestimmt.
Für die folgenden Werte soll untersucht werden, ob sich ein Unterschied der Länge des systolischen Zeitintervalls bei Vergabe des Medikaments A und B ergibt. Es ergeben sich dann folgende Tabellen:

Medikament i	Patient j	Meßvariable v_{ij1}	v_{ij2}
A	1	370	700
	2	380	900
B	1	420	870
	2	450	1100

$$N = \sum_{i=1}^{c} n_i = 4$$

$$c = 2$$

$$n_i = 2$$

$$p = 2$$

v_{ij1} - systolisches Zeitintervall in msek

v_{ij2} - Zeit für einen Herzschlag in msek

2. Rangzuteilung

Medikament i	Patient j	Meßvariable R_{ij1}	R_{ij2}
A	1	1	1
	2	2	3
B	1	3	2
	2	4	4

3. Diese Ränge sind gleich dem Beispiel in Kap. 5.2.1

   Die Berechnung des Vektors $\vec{x}$ und der Kovarianzmatrix Σ erfolgt wie unter (3) und (4) dort dargestellt. Danach weicht der Rechenweg ab:

4. Im nächsten Schritt sind, da man 2 Variable betrachtet, auch die 2 Adjunkten und die Determinante $|\Sigma|$ zu berechnen.

$$A_{k1} = 5/4$$
$$|\Sigma| = 9/16$$

5. Die korrigierte Abweichung des Mittelwertes der Kriteriumsvariablen vom Erwartungswert der Kriteriumsvariablen berechnet sich für die beiden Verfahren zu

$$x_i^* = \sum_{k=1}^{2} \frac{A_{k1}}{A_{11}} \, x_i$$

$$x_1^* = -\,0,6$$

$$x_2^* = 0,6$$

wobei $\dfrac{A_{21}}{A_{11}}$ der Steigung der Regression 1. Art für die Rangsummen aller Kombinationen entspricht.

6. Die Testgröße L^* ergibt sich zu:

$$L^* = \frac{A_{11}}{|\Sigma|} \sum_{i=1}^{2} n_i \, x_i^*$$

7. Berechnet man nun die Testgröße L^* für alle in der Tabelle in Kap. 5.2.1 unter (5) aufgeführten Möglichkeiten, so erhält man folgende Ergebnisse:

Möglichkeit	1	2	3	4	5	6
L^*	3,2	0,8	0	0	0,8	3,2

Diese sechs Werte ergeben die Prüfverteilung. Der tatsächlich beobachtete Wert 3,2 der Testgröße L^* besitzt also eine Überschreitungswahrscheinlichkeit von $0,\overline{3}$.

6.3   Verhalten der asymptotischen Tests

Selbstverständlich hält der exakte, kombinatorisch durchgeführte Test stets das Signifikanzniveau ein. Bei steigendem Stichprobenumfang muß man aber auf die χ^2-Approximation zurückgreifen. Monte-Carlo-Experimente, durchgeführt von A. KUHNERT (1978), zeigen bei Gleichheit der p-variaten Grundgesamtheit für die Stichproben, daß die χ^2-Anpassung etwa so gut ist, wie im Falle des multivariaten Tests (Kap. 5.2.2). Ein Test auf dem 5%-Niveau ist bei zwei Stichproben und einer Kovariablen ab Stichprobenumfängen über 6 unbedenklich unter Zuhilfenahme der χ^2-Verteilung mit 1 FG anwendbar. Bei niedrigerem nominellen Signifikanzniveau ist der Test dagegen zunächst sehr konservativ. Bei mehr Variablen und mehr Stichproben wird die Anpassung noch etwas besser.

Der Fall gleicher Erwartungswerte aber ungleicher Kovarianzmatrix als Abweichung von der eigentlich adäquaten Randomisationsnullhypothese ist bei einer kovarianzanalytischen Technik wichtig: Nur bei annähernd gleichen Stichprobenumfängen ist die χ^2-Approximation ab ca. 20 ($\pm$ 2) Einheiten je Stichprobe für das 5- und 1%-Niveau ausreichend. Bei ungleichen Stichprobenumfängen ist der asymptotische Test bei gängigen Anzahlen nicht brauchbar.

Zur Macht der Analysenmethode nach PURI und SEN gibt es eine vergleichende Untersuchung von HAMILTON (1976). Die jeweils zwei Monte-Carlo-Stichproben sind aus bivariaten Normalverteilungen gezogen. Obwohl daher die klassische Kovarianzanalyse begünstigt ist, findet sich eine etwas höhere Macht der nonparametrischen Analyse bei niedriger Korrelation zwischen Kriteriums- und Kovariablen. Bei hoher Korrelation ist das parametrische Verfahren deutlich besser. Wir können dieses Verhalten mit der Art der Definition der Verteilung unter H_0, die ja stets alle Stichproben zusammenfaßt, (s.Kap. 5.3) erklären.

Wenn "breite" Verteilungen vorliegen, sind robuste Methoden den klassischen Verfahren überlegen. Tabelle 6.3.1 gibt hierzu einige eigene Ergebnisse für den Zwei-Stichprobenfall mit nur einer Kovariablen wieder. Die durchgehend besseren Ergebnisse des Rang-Tests zur Kova-

rianzanalyse sind deutlich. Die gewählten Verteilungsannahmen sind
realistisch. Die Kovariable stammt für beide Stichproben aus derselben Verteilung. Die Kriteriumsvariable ist für eine der Stichproben
um eine Einheit verschoben. Die Kriteriumsvariable hängt jeweils linear von der Kovariablen ab.

Tabelle 6.3.1 Relative Häufigkeiten signifikanter Ergebnisse
(α = 0,05) unter 1000 Monte-Carlo-Experimenten mit
2 verschiedenen Tests, angewandt auf dasselbe Daten-
material. Erläuterungen siehe Text.

Verteilungen		Tests		
		Rang-Test	Normal-Scores-Test	Klass. Kovarianz-analyse
Kontaminierte Verteilung	r=0.3	0.55	0.52	0.33
	r=0.9	0.94	0.91	0.80
t_4-Verteilung	b=0.3	0.88	0.84	0.77
	b=1.0	0.99	0.98	0.96
t_3-Verteilung	b=0.3	0.80	0.78	0.62
	b=1.0	0.97	0.95	0.86

Die "kontaminierte" Verteilung entsteht durch Ziehen mit einer Wahrscheinlichkeit von 0.8 aus einer bivariaten Normalverteilung mit der
Kovarianzmatrix Σ:

$$\begin{pmatrix} 1. & 0.3 \\ 0.3 & 1. \end{pmatrix} \qquad \text{bzw.} \qquad \begin{pmatrix} 1. & 0.9 \\ 0.9 & 1. \end{pmatrix}$$

und dem Erwartungswert 0 bei der Kovariablen und bei der Kriteriumsvariablen 0 in der ersten, 1 in der zweiten Stichprobe. Mit Wahrscheinlichkeit 0.2 stammen die Werte aus einer bivariaten Normalverteilung mit Erwartungswert 1 für beide Variablen und Kovarianzmatrix
$\Sigma' = 9\,\Sigma$, damit ist die Gesamtverteilung "breit" und "schief".

Die Kriteriumsvariable ist bei den "t-verteilten" Daten aus einer
t-Verteilung mit 3 bzw. 4 Freiheitsgraden und einem von der Kovariablen linear abhängigen Erwartungswert gezogen. Die Erwartungswerte
sind in der einen Stichprobe um eine Einheit höher als in der anderen. Die Werte der Kovariablen sind fest vorgegeben mit 20 Werten

im Abstand von 0,5.

6.4 Zusammenfassung

Die Rank-Scores-Kovarianzanalyse läßt sich anschaulich beschreiben
als Verfahren, das erlaubt , einen Meßwert pro Patient in einer Studie an den sonstigen Informationen über diesen Patienten zu kontrol-
lieren. Die Streuung zwischen den Versuchspersonen läßt sich auf
diese Weise vermindern, sodaß ein Behandlungseffekt schärfer, d.h.
auch nach Beobachtung von weniger Versuchspersonen erfaßt werden
kann.

Im Gegensatz zur klassischen Kovarianzanalyse setzt dieses Verfahren
weder metrisches Skalenniveau noch lineare Beziehungen zwischen den
Meßgrößen voraus. Als Rangtest prüft es die stochastische Überlegenheit unter Elimination monotoner Störeinflüsse.

Darüber hinaus zeigt sich das Verfahren überlegen, wenn "breite"
oder "schiefe" Verteilungen oder Verteilungen mit "gross errors"
vorliegen.

In der klinischen Forschung dürften damit die Rank-Scores-Kovarianz-
analysen besser als die klassischen Analysen sein.

7.   Schlußwort

Klinische Daten haben sehr häufig Eigenschaften, die eine klassische
statistische Analyse nicht angezeigt sein lassen. Zu diesen Eigenschaften gehört, daß klinische Daten häufig anderen Verteilungen als
der sogenannten Normalverteilung folgen. Vor allem sind in der klinischen Medizin sogenannte Mischverteilungen häufig, weil sich in
der klinischen Realität meist nicht vermeiden läßt, daß Versuchskol-
lektive inhomogen sind. Weiterhin haben klinische Daten nicht selten
keine metrischen sondern ordinale Skaleneigenschaften, sie stammen
häufig nicht aus direkten, sondern aus indirekten Messungen, zudem
sind die Daten gequantelt und manchmal sogar zensiert, d.h. Werte
oberhalb oder unterhalb einer bestimmten Schwelle können nicht mehr
bestimmt werden.

Aus dieser Charakterisierung der Dateneigenschaften ergibt sich bereits, daß nichtklassische verteilungsfreie Methoden und hier besonders die Rangtests zur Auswertung medizinischer Daten besonders geeignet sind. Aber nicht nur diese Eigenschaften der Daten, sondern
darüber hinaus Überlegungen zu den eigentlich ärztlichen Fragestellungen bei kontrollierten therapeutischen Versuchen können zur Begründung für eine Bevorzugung der Rangtests führen. Die klassischen
Tests setzen nämlich voraus, daß das Hauptinteresse einem sich auf
lange Sicht einpendelnden arithmetischen Mittelwert gilt, d.h. also
dem Durchschnitt aller Patienten. Dagegen besteht die ärztliche Fragestellung darin, herauszufinden, ob jeweils der einzelne Patient mit
einer bestimmten Therapieform eine bessere Chance hat als mit der anderen Therapieform, was völlig der Fragestellung der Rangtests nach
einem stochastischen Unterschied entspricht. Die beiden Fragestellungen sind keineswegs stets identisch, sondern nur dann, wenn in der
medizinischen Realität die Annahmen des allgemeinen linearen Modells
erfüllt sind, was nicht sehr oft der Fall sein dürfte.

Rangtests sind zwar in einer großen Vielfalt entwickelt worden und
durch die Möglichkeit der Verwendung von *rank-scores* sehr flexibel,
trotzdem fehlten bisher Methoden, die für die Auswertung kontrollierter therapeutischer Studien benötigt werden. Drei neue Methoden werden daher in der vorliegenden Arbeit entwickelt:

Eine Bestimmungsmethode für den HODGES-LEHMANN-Schätzer, der den Unterschied zwischen je zwei Stichproben anhand eines Rangtests zu bestimmen gestattet, ein Test auf unterschiedliche Wirkungen bei abwei-

chenden Wirkungsvoraussetzungen, der bei Gültigkeit des allgemeinen linearen Modells einem Wechselwirkungstest entspricht und schließlich ein multivariater *rank-scores*-Test zum Vergleich mehrerer Verfahren.

Wie sich gezeigt hat, besteht der Hauptvorteil der in dieser Arbeit vorgestellten und neu entwickelten Methoden darin, daß sie im Vergleich zu den klassischen statistischen Methoden in der medizinischen Realität eine größere Effizienz im statistischen Sinne aufweisen, d.h. aber, daß bei gleichem Aufwand häufiger signifikante Ergebnisse zu erwarten sind, wenn Unterschiede bestehen oder, daß bestehende Unterschiede mit geringerem Aufwand erkannt werden können. Da Aufwand hier mit der Anzahl der erforderlichen Patienten zumeist gleichzusetzen ist, sind diese Verfahren auch aus Gründen der Ethik bevorzugt.

Aber nicht nur die größere Effizienz der hier vorgestellten Verfahren, die hauptsächlich dadurch zustande kommt, daß sie mit Mischverteilungen leichter fertig werden, lassen unsere Methoden vorteilhaft erscheinen. Wir bedienen uns einer neuen, voraussetzungsärmeren statistischen Theorie über die geeigneten mathematischen Modelle für therapeutische Wirkungen. Wenn weniger Voraussetzungen gemacht werden, dann können auch weniger Voraussetzungen verletzt sein, und wenn die Voraussetzungen nicht verletzt sind, so ist das Ergebnis nicht irreführend. Daher ist eine voraussetzungsärmere Theorie zu bevorzugen.

Hatte man bisher vorausgesetzt, daß Verschiebungsalternativen gelten, d.h. daß die Variationsbreite in einem Kollektiv durch eine Therapie nicht verändert würde, sondern lediglich das Gebiet innerhalb dessen Beobachtungswerte variieren, so wird jetzt die schwächere Voraussetzung stochastischer Unterschiede gemacht und geprüft.

Man könnte nun befürchten, daß damit die mit klassischen Methoden gewonnenen Ergebnisse entwertet würden. Das ist aber keineswegs der Fall. Für die Gültigkeit der positiven Aussagen über therapeutische Wirkungen, die mit älteren Methoden gewonnen wurden, lassen sich hauptsächlich zwei Argumente anführen: Das Argument der näherungsweisen Gültigkeit der Normalverteilungsannahme, vor allem bei der Bildung von Linearkombinationen wie z.B. dem Mittelwert und das Argument der sogenannten Robustheit der klassischen Tests, die nicht mit dem Begriff der Robustheit, wie er in der vorliegenden Arbeit verwendet wird, verwechselt werden darf.

Das erste Argument findet seine Begründung im zentralen Grenzwertsatz. Er besagt, daß die Summation zahlreicher kleiner Zufallseinflüsse, einerlei welcher Art diese sind, in ihrer Gesamtheit zur Annäherung an die Normalverteilung führt. Tatsächlich haben auch viele medizinische Daten eine Verteilung, die wenigstens an die Normalverteilung erinnert. Das zweite Argument ist dadurch begründet, daß Mischverteilungen, Verteilungen mit *heavy tails* wie auch viele asymmetrische Verteilungen, dazu führen, daß die Schätzung der Zufallsvarianz zu erhöhten Werten führt, so daß Abweichungen kompensiert werden. Das führt dazu, daß in diesen Fällen die Wahrscheinlichkeit für den Fehler erster Art, also die unberechtigte Annahme eines Effektes, zumeist kleiner und nur sehr selten größer wird. Die klassichen Tests werden zunehmend ineffizient. Wenn trotzdem eine statistische Signifikanz gefunden wird, so ist also das Ergebnis trotz Abweichungen von den Modellannahmen häufig durchaus vertrauenswürdig.

Anschaulich zeigen sich diese Effekte bei unserer Diskussion der Eigenschaften des neuen *Wechselwirkungstests*. Der klassische Test liefert schon bei geringen Beimischungen von *gross errors* zu den Daten eine stark verminderte Anzahl von signifikanten Testresultaten, während der neu entwickelte Rangtest praktisch nicht an Trennschärfe verliert, so lange die *gross errors* nicht überhand nehmen.

Die Theorie der verteilungsfreien Tests betont andere Gesichtspunkte der Versuchsplanung als die Theorie der klassischen Tests. Man könnte sagen, daß sie eher Handlungsanweisungen enthielte als theoretische Vorstellungen. Es wird lediglich davon ausgegangen, daß die Zuordnung der Individuen zu den Prüfverfahren von einer Art ist, daß die Individuen zwischen den entstehenden Gruppen dann beliebig austauschbar wären, wenn keine Verfahren angewendet worden wären. Das bedeutet, daß die Randomisation vor Versuchsbeginn verlangt wird. Randomisation und Austauschbarkeit bedingen einander. Dagegen wird bei der Anwendung der klassischen Methoden vorausgesetzt, daß Stichproben aus verschiedenen Grundgesamtheiten streng zufällig gezogen werden. Diese Grundgesamtheiten werden als im Prinzip unbegrenzt gedacht und bestehen somit aus der unendlichen Anzahl der Patienten mit bestimmten Merkmalen, die ein bestimmtes Verfahren erhalten. Diese Grundgesamtheiten sind offensichtlich hypothetisch und für die Praxis irrelevant. Die Randomisation ist hier sozusagen ein Hilfstrick, um die Voraussetzung der statistischen Theorie doch noch zu erfüllen. Man kann sich andere Techniken als gerade die Randomisation ausdenken, von denen man aber, wie die Erfahrung zeigt, zumeist vergeblich hofft, daß sie den Bedingungen genügen.

Es zeigt sich also, daß die Versuchsplanungsvorschriften, die zu den Rangtests gehören, klarer und einleuchtender sind. Ihre Anwendung ist daher vorzuziehen.

Literaturverzeichnis

BELL, C.B.: (1964)

A characterization of multisample distribution-free statistics
Ann.Math.Statist. $\underline{35}$, 735-738

BHATTACHARYYA, G.K., JOHNSON, R.A., NEAVE, H.R.: (1971)

A comparative power study of the bivariate rank sum test and T^2
Technometrics $\underline{13}$, 191-198

BICKEL, P.J., LEHMANN, E.L.: (1975)

Descriptive statistics for nonparametric models
I. Introduction
The Ann.Statistics $\underline{3}$, 1038-1044

BICKEL, P.J., LEHMANN, E.L.: (1975)

Descriptive statistics for nonparametric models
II. Location
The Ann.Statistics $\underline{3}$, 1045-1069

BRADLEY, R.A., PATEL, K.M., WACKERLY, D.D.: (1971)

Approximate small-sample distributions for multivariate
two-sample nonparametric tests
Biometrics $\underline{27}$, 515-530

CARNAP, R.: (1926)

Physikalische Begriffsbildung
Physica, Karlsruhe

CAVALLI-SFORZA, L.: (1964)

Grundbegriffe der Biometrie, insbesondere der statistischen
Methoden bei der Wertbemessung biologisch wirksamer Substanzen
Bearbeitet von R.J. LORENZ
Gustav Fischer, Stuttgart

CHATTERJEE, S.K., SEN, P.K.: (1964)

Nonparametric tests for the bivariate two sample location problem
Calcutta Stat.Assoc.Bulletin $\underline{13}$, 18-58

CHERNOFF, H., SAVAGE, I.R.: (1958)

Asymptotic normality and efficiency of certain nonparametric
test statistics
Ann. Math.Statist. $\underline{29}$, 972-994

DEUCHLER, G.: (1914)

Über die Methoden der Korrelationsrechnung in der Pädagogik
und Psychologie
Z.päd.Psych.exp.Päd. $\underline{15}$, 114-131, 145-159, 229-242

EPLETT, W.J.R.: (1980)

An influence curve for two-sample rank tests
J.R.Statist.Soc.B, $\underline{42}$, 64-70

FISHBURN, P.C.: (1970)

Utility theory for decision making
Wiley, New York

FISHER, R.A.: (1935)

The design of experiments
Oliver & Boyd, Edinburgh

GEHAN, E.A.: (1965)

A generalized Wilcoxon test for comparing arbitrarily singly-
censored samples
Biometrika $\underline{52}$, 203-223

GHOSH, M., GRIZZLE, J.E., SEN, P.K.: (1973)

Nonparametric methods in longitudinal studies
J.Amer.Statist.Ass. $\underline{68}$, 29-36

GOVINDARAJULU, Z.: (1968)

Distribution-free confidence bounds for $P(X < Y)$
Ann. Inst. Statist. Math. Tokyo $\underline{20}$, 229-238

GSF: (1972)

Beschreibung und Benutzeranleitung des Zufallszahlengenerators
'GSZUZ'
GSF-Bericht MD 19
Gesellschaft für Strahlen- und Umweltforschung mbH, München

HAMILTON, B.L.: (1976)

A Monte Carlo Test of the robustness of parametric and nonparametric analysis of covariance against unequal regression slopes
J.Amer.Statist.Ass. $\underline{71}$, 864-869

HAMPEL, F.: (1977)

Robuste Schätzungen: Ein anwendungsorientierter Überblick
Vortrag: Biometrisches Seminar, Krems/Österreich

HILGERS, R.: (1979)

Ein asymptotisch verteilungsfreier Wechselwirkungstest in
zweifaktoriellen vollständigen Zufallsplänen
Dortmund, Dissertation

HODGES, J.L.jr., LEHMANN, E.L.: (1963)

Estimates of location based on rank tests
Ann. Math. Statist. $\underline{34}$, 598-611

HOEFFDING, W.: (1952)

The large sample power of tests based on permutation of
observations
Ann. Math. Statist. $\underline{23}$, 169-192

HOLLANDER, M., WOLFE, D.A.: (1973)

Nonparametric statistical methods
Wiley, New York

HORBACH, L., JESDINSKY, H.J.: (1973)

Empfehlung für die Darstellung statistischer Auswertungen in klinischen Veröffentlichungen auf Grund von Diskussionen in der Arbeitsgruppe 'Statistische Methoden' der Deutschen Gesellschaft für Medizinische Dokumentation und Statistik (GMDS)

HØYLAND, A.: (1964)

Numerical evaluation of Hodges-Lehmann estimates
D.K.N.V.S. Forhandlinger 37, 42-47

HUBER, P.J.: (1972)

Robust statistics: A review
Ann.Math.Statist. 43, 1041-1067

IMMICH, H.: (1969)

Grundsätzliches zur Planung und Durchführung klinischer Versuche
Med. Welt 20, 1517-1521

IMMICH, H.: (1973)

Voraussetzungen zur Anwendung statistischer Verfahren
Med. Technik 93, 104-106

IMMICH, H.: (1974)

Stellungnahme zu der Arbeit von H. GLATZEL: 'Gewürztherapie
dyspeptischer Störungen'
Internist. Prax. 14, 735-736

IMMICH, H., SONNEMANN, E.: (1974)

Which statistical methods can be used in practice for the
comparison of curves over a few time-dependent measure points?
Biométrie-Praximétrie 14, 43-52

JANKE, W., DEBUS, G.: (1975)

Pharmakopsychologische Untersuchungen an gesunden Probanden zur
Prognose der therapeutischen Effizienz von Psychopharmaka
Arzneimittel-Forsch. 25, 1185-1194

JANKE, W., STOLL, K-D.: (1965)

Untersuchungen zur Wirkung eines Tranquilizers auf emotional
labile Personen unter verschiedenen Versuchsbedingungen
Arzneimittel-Forsch. 15, 366-374

JESDINSKY, H.J. (Hrsg.): (1978)

Memorandum zur Planung und Durchführung kontrollierter klinischer Therapiestudien.
Schriftenreihe der Deutschen Gesellschaft für Medizinische
Dokumentation, Informatik und Statistik (GMDS), H.1.
Schattauer, Stuttgart

KENDALL, M.G.: (1938)

A new measure of rank correlation
Biometrika 30, 81-93

KOCH, G.G.: (1972)

The use of non-parametric methods in the statistical analysis
of the two-period change-over design
Biometrics 28, 577-584

KOLLER, S.: (1956)

Zur Problematik des statistischen Messens
Allg. Statist. Archiv 40, 314-340

KRAUTH, J.: (1971)

A locally most powerful tied rank test in a Wilcoxon situation
Ann.Math.Statist. 42, 1949-1956

KRAUTH, J.: (1973)

Nichtparametrische Ansätze zur Auswertung von Verlaufskurven
Biometr. Z. 8, 557-566

KRIEG, V.: (1977)

Untersuchung der Eigenschaften des multivariaten KRUSKAL-WALLIS-
Testes mit FORTRAN IV Programmen
Heidelberg, Fakultät f. Theoret. Medizin und Fachhochschule
Heilbronn, Medizinische Informatik ,Diplomarbeit

KRUSKAL, W.H.: (1957)

Historical notes on the Wilcoxon unpaired two-sample test
JASA 52, 356-360

KUHNERT, A.: (1978)

Die 'rank-scores' Kovarianzanalyse
Heidelberg, Fakultät f. Theoret. Medizin und Fachhochschule
Heilbronn, Medizinische Informatik, Diplomarbeit

LEE, E., DESU, M.M.: (1972)

A computer program for comparing k samples with right-censored
data
Comput.Progr.Biomedicine 2, 313-321

LEHMANN, E.L.: (1953)

The power of rank tests
Ann.Math.Statist. 24, 28-43

LEHMANN, E.L.: (1975)

Nonparametrics: Statistical methods based on ranks
Holden-Day, San Francisco

LIENERT, G.A.: (1973)

Verteilungsfreie Methoden in der Biostatistik
A. Hain, Meisenheim

LIENERT, G.A.: (1975)

Verteilungsfreie Methoden in der Biostatistik - Tafelband
A. Hain, Meisenheim

MANN, H.B., WHITNEY, D.R.: (1947)

On a test of whether one of two random variables is stochastically larger than the other
Ann.Math.Statist. $\underline{18}$, 50-60

MANTEL, N.: (1967)

Ranking procedures for arbitrarily restricted observations
Biometrics $\underline{23}$, 65-78

MOSES, L.E.: (1964)

One sample limits of some two-sample rank tests
J.Amer. Statist. Ass. $\underline{59}$, 645-651

MURPHY, B.P.: (1976)

Comparison of some two sample means tests by simulation
Commun. Statist.-Simula. Comput. $\underline{B5(1)}$, 23-32

ORTH, B.: (1974)

Einführung in die Theorie des Messens
Kohlhammer,Stuttgart

PATEL, K.M., HOEL, D.G.: (1973)

A nonparametric test for interaction in factorial experiments
J.Amer. Statist.Ass. $\underline{68}$, 615-620

PETO, R.: (1973)

Permutational significance testing
Appl.Statistics $\underline{22}$, 112-118

PFANZAGL, J.: (1959)

Theorie des Messens
Physica, Würzburg

PFANZAGL, J.: (1973)

Theory of measurement
2. Aufl.
Physica, Würzburg

PITMAN, E.J.G.: (1937)

Significance tests which may be applied to samples from any populations. I and II.
Suppl.J.Roy, Statist.Soc.Ser. $\underline{B4}$, 119-130, 225-232

PITMAN, E.J.G.: (1938)

Significance tests which may be applied to samples from any populations. III. The analysis of variance test
Biometrika $\underline{29}$, 322-335

PURI, M.L, SEN, P.K.: (1971)

Nonparametric methods in multivariate analysis
J. Wiley, New York

RELLES, D.A., ROGERS, W.H.: (1977)

Statisticians are fairly robust estimators of location
J.Amer.Statist.Assoc. 72, 107-111

SCHEFFÉ, H.: (1943)

Statistical inference in the nonparametric case
Ann.Math.Statist. 14, 305-332

SCHOLZ, F.W.: (1971)

Comparison of optimal location estimators
Ph.D.thesis, University of California, Berkeley

SCHOLZ, F.W.: (1974)

A comparison of efficient location estimators
Ann.Statist. 2, 1323-1326

SPÄTH, H.: (1973)

Spline-Algorithmen zur Konstruktion glatter Kurven und Flächen
R. Oldenbourg, München-Wien

STEVENS, S.S.: (1946)

On the theory of scales of measuremen
Science 103, 667-680

STUCKY, W., VOLLMAR, J.: (1976)

Exact probabilities for tied linear rank tests
J.Statist.Comput.Simul. 5, 73-81

TAMURA, R.: (1966)

Multivariate nonparametric several-sample tests
Ann.Math.Statist. 37, 611-518

ÜBERLA, K.: (1975)

Die biometrische Planung und Auswertung klinischer Prüfungen
in: K.-W. EICKSTEDT, F. GROSS (Hrsg.): Klinische Arzneimittel-
prüfung
G. Fischer, Stuttgart

WALD, A., WOLFOWITZ, J.: (1944)

Statistical tests based on permutations of the observations
Ann.Math.Statist. 15, 358-372

WHO: (1975)

Guidelines for Evaluation of Drugs for Use in Man
World Health Organization, Technical Report Series 563,
Geneva

WILCOXON, F.: (1945)

Individual comparisons by ranking methods
Biometrics 1, 80-83

WOLF, G.K.: (1978)

Untersuchungen und verteilungsfreie Ansätze zur Effizienzstei-
gerung bei kontrollierten therapeutischen Versuchen
Heidelberg, Fakultät f. Theoret. Medizin, Habilitationsschrift

WOLF, G.K., BELZ, G.G., STAUCH, M.: (1978)

Systolic time intervals-correction for heart rate
Basic Res. Cardiol. 73, 85-96

WOLF, G.K., VINAZZER, H., TILSNER, V.: (1975)

Zur Therapie der peripheren arteriellen Verschlußerkrankungen:
Kontrollierte therapeutische Studie über Arwin® in subkutaner
Anwendung im Vergleich zur Ronicol®-Therapie
Folia Angiologica 23, 391-397

Medizinische Informatik und Statistik

Band 5: N. Wermuth, Zusammenhangsanalysen Medizinischer Daten. XII, 115 Seiten. 1978.

Band 6: U. Ranft, Zur Mechanik und Regelung des Herzkreislaufsystems. Ein digitales Stimulationsmodell. XV , 192 Seiten. 1978.

Band 7: Langzeitstudien über Nebenwirkungen Kontrazeption – Stand und Planung. Symposium der Studiengruppe „Nebenwirkung oraler Kontrazeptiva – Entwicklungsphase", München 1977. Herausgegeben von U. Kellhammer. VI, 254 Seiten. 1978.

Band 8: Simulationsmethoden in der Medizin und Biologie. Workshop, Hannover, 1977. Herausgegeben von B. Schneider und U. Ranft. XI, 496 Seiten. 1978.

Band 9: 15 Jahre Medizinische Statistik und Dokumentation. Herausgegeben von H.-J. Lange, J. Michaelis und K. Überla. VI, 205 Seiten. 1978.

Band 10: Perspektiven der Gesundheitssystemforschung. Frühjahrstagung, Wuppertal, 1978. Herausgegeben von W. van Eimeren. V, 171 Seiten. 1978.

Band 11: U. Feldmann, Wachstumskinetik. Mathematische Modelle und Methoden zur Analyse altersabhängiger populationskinetischer Prozesse. VIII, 137 Seiten. 1979.

Band 12: Juristische Probleme der Datenverarbeitung in der Medizin. GMDS/GRVI Datenschutz-Workshop 1979. Herausgegeben von W. Kilian und A. J. Porth. VIII, 167 Seiten. 1979.

Band 13: S. Biefang, W. Köpcke und M. A. Schreiber, Manual für die Planung und Durchführung von Therapiestudien. IV, 92 Seiten. 1979.

Band 14: Datenpräsentation. Frühjahrstagung, Heidelberg 1979. Herausgegeben von J. R. Möhr und C. O. Köhler. XVI, 318 Seiten. 1979.

Band 15: Probleme einer systematischen Früherkennung. 6. Frühjahrstagung, Heidelberg 1979. Herausgegeben von W. van Eimeren und A. Neiß. VI, 176 Seiten, 1979.

Band 16: Informationsverarbeitung in der Medizin -Wege und Irrwege-. Herausgegeben von C. Th. Ehlers und R. Klar. XI, 796 Seiten. 1980.

Band 17: Biometrie – heute und morgen. Interregionales Biometrisches Kolloquium 1980. Herausgegeben von W. Köpcke und K. Überla. X, 369 Seiten. 1980.

Band 18: R. Fischer, Automatische Schreibfehlerkorrektur in Texten. Anwendung auf ein medizinisches Lexikon. X, 89 Seiten. 1980.

Band 19: H. J. Rath, Peristaltische Strömungen. VIII, 119 Seiten. 1980.

Band 20: Robuste Verfahren. 25. Biometrisches Kolloquium der Deutschen Region der Internationalen Biometrischen Gesellschaft, Bad Nauheim, März 1979. Herausgegeben von H. Nowak und R. Zentgraf. V, 121 Seiten. 1980.

Band 21: Betriebsärztliche Informationssysteme. Frühjahrstagung, München, 1980. Herausgegeben von J. R. Möhr und C. O. Köhler. XI, 183 Seiten. 1980.

Band 22: Modelle in der Medizin. Theorie und Praxis. Herausgegeben von H. J. Jesdinsky und V. Weidtman. XIX, 786 Seiten. 1980.

Band 23: Th. Kriedel, Effizienzanalysen von Gesundheitsprojekten. Diskussion und Anwendung auf Epilepsieambulanzen. XI, 287 Seiten. 1980.

Band 24: G. K. Wolf, Klinische Forschung mittels verteilungsunabhängiger Methoden. X, 141 Seiten. 1980.